PILIERS de la SANTÉ

W0293093

SOMMAIRE

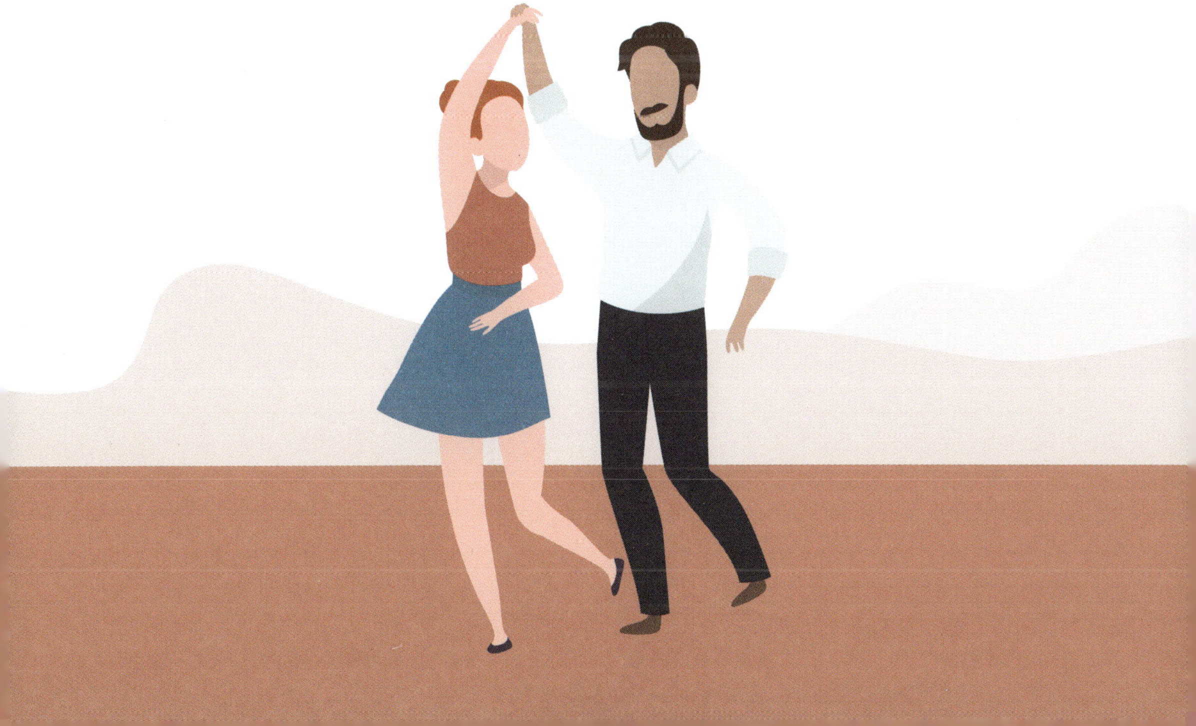

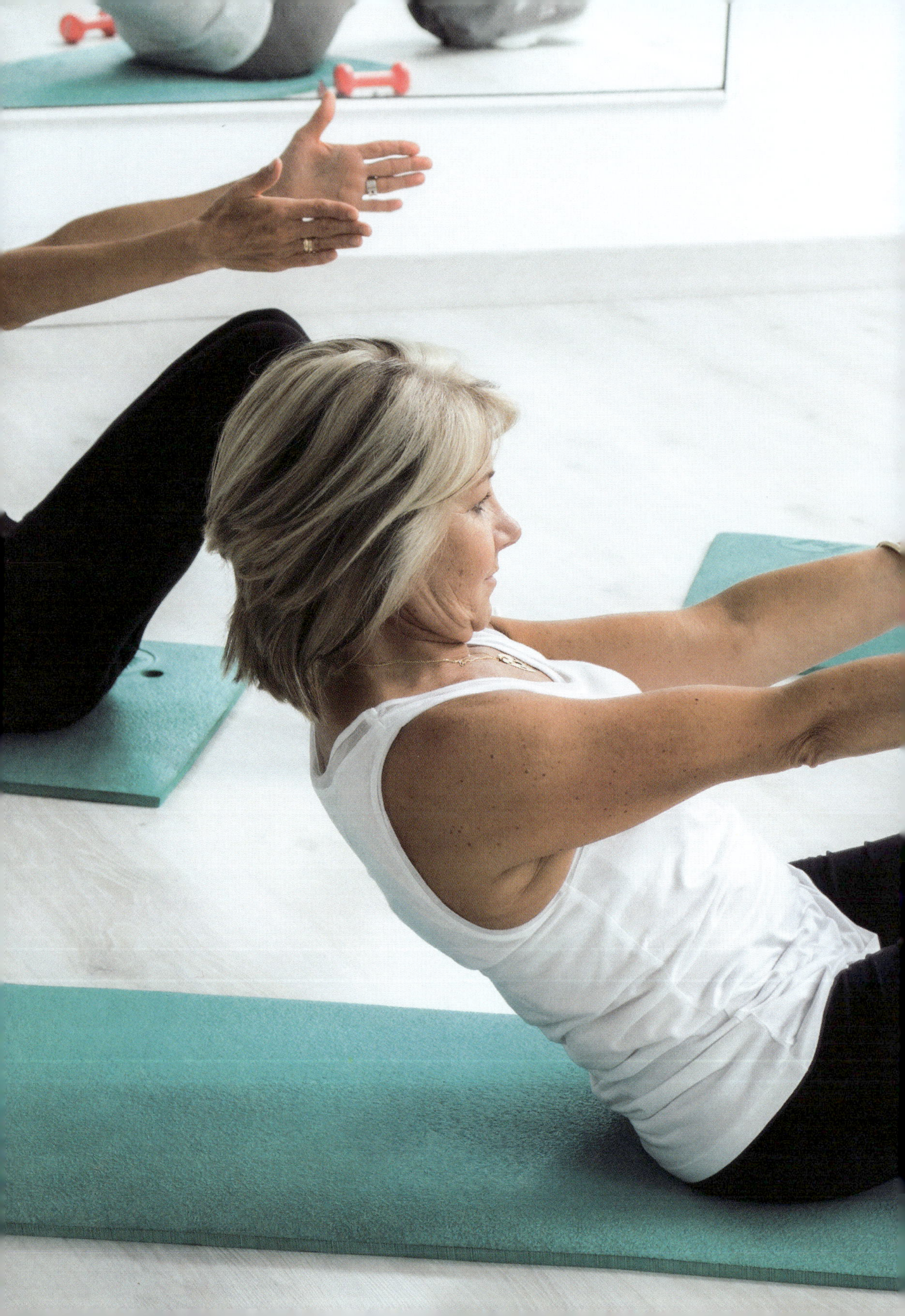

PILIERS de la SANTÉ

JE SOIGNE

MON ARTHROSE

THIERRY SOUCCAR ÉDITIONS

Les droits d'auteur alimentent la créativité, favorisent la diversité, encouragent la liberté d'expression et enrichissent la culture. Nous vous remercions d'avoir acheté une édition autorisée de ce livre et de respecter les droits d'auteur en vous engageant à ne pas reproduire, numériser ou distribuer une partie du livre, peu importe la forme, sans permission. En faisant cela, vous soutenez les écrivains et permettez à Thierry Souccar Éditions de continuer à publier des livres pour tous les lecteurs.

Conception graphique :
Le Bureau des Affaires Graphiques (BDAG)
Mise en pages :
Marthe Oréal | Studio SMARTHE
Couverture : © Marthe Oréal | Studio SMARTHE d'après Shutterstock © Macrovector
Illustrations : © Shutterstock sauf pour les pages 84 à 88 ©Joint Academy
Photos : © Shutterstock

Dépôt légal : 3e trimestre 2023

ISSN : 2825-6387
ISBN : 978-2-36549-765-7
ISBN ebook : 978-2-36549-766-4

Imprimé et façonné en France par Dupliprint (Mayenne)

IMPRIM'VERT®

PEFC
10-31-1316

INTRODUCTION

Aujourd'hui, plus de dix millions de personnes souffrent d'arthrose en France. Cette maladie dégénérative, longtemps considérée comme une fatalité liée à l'âge, fait de plus en plus parler d'elle. Non seulement elle touche très souvent des jeunes, mais surtout, on sait aujourd'hui qu'il est possible d'enrayer les raideurs et les douleurs. Quand la rhumatologie met en lumière l'irréversibilité de la dégénérescence articulaire, les médecines holistiques comme la naturopathie, la médecine chinoise ou la médecine ayurvédique considèrent que :

- → le symptôme est l'arbre qui cache la forêt, sur laquelle il est opportun de s'arrêter. Il s'agit de prendre en compte la cause de votre arthrose ;
- → votre santé (y compris votre santé articulaire), repose sur votre organisme et ses déséquilibres, ainsi que sur des fondamentaux oubliés facilement dans notre quotidien occidental survolté : bien se nourrir, bien s'hydrater, bien dormir, bien bouger, bien respirer, mais aussi aimer, rire, etc.

Le Dr Kousmine, éminent médecin de l'après-guerre souhaitait « *que chacun comprenne qu'il ne peut compter que sur lui-même, qu'il est responsable de sa personne, que le corps dont il dispose doit être géré comme n'importe quel autre bien* ».

Si vous lisez de cahier, c'est que vous avez compris que vous pouvez être acteur de votre santé et tout particulièrement au niveau articulaire. Bravo ! Il s'agit du premier pas, le plus important.
Peut-être vous demandez-vous par quoi commencer. Voici un programme de 4 semaines qui vous permettra de retrouver de la mobilité et de la fluidité dans vos mouvements, d'abaisser votre niveau de douleur et de dévorer, à nouveau, la vie à pleines dents.

COMPRENDRE LA SANTÉ ARTICULAIRE

Qu'est-ce qu'une articulation ?

Vos articulations assurent les jonctions entre deux ou plusieurs os. Sans elles, le mouvement deviendrait impossible, le système osseux serait figé.

À l'extrémité des os se trouve une sorte d'amortisseur composé de couches de **cartilage** qui permettent le glissement des os les uns sur les autres et donc la souplesse du mouvement. Votre cartilage est composé à 70 % d'eau, de collagène, de glycoprotéines (protéoglycanes et acide hyaluronique) et également de **chondrocytes**, cellules dont le rôle est de régénérer votre cartilage, en détruisant l'ancien pour en fabriquer un nouveau. En détail, les chondrocytes produisent :

➜ des protéoglycanes, sorte d'éponges qui attirent et retiennent l'eau ;

➜ du collagène de type 2 pour garder les protéoglycanes en place et des protéines non collagéniques dites « adhésives » ;

➜ de l'acide hyaluronique, support des protéoglycanes, « épine dorsale » du cartilage.

À l'extrémité des os et du cartilage (recouvrant les os), se trouve une structure fibreuse et élastique qui enveloppe l'articulation, la **capsule articulaire**. Cette capsule est doublée à l'intérieur par une autre fine couche de tissu cellulaire qui tapisse la face interne de la capsule articulaire, la membrane synoviale.

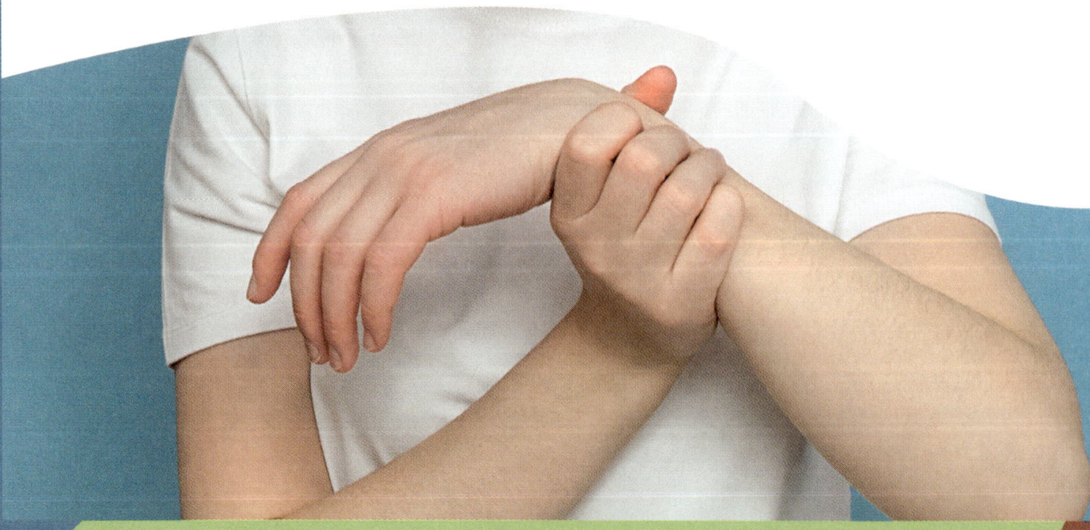

La membrane synoviale sécrète une petite quantité de liquide qui nettoie, lubrifie votre articulation et nourrit votre cartilage, le **liquide synovial**.

→ Cette capsule maintient la cavité osseuse en place ainsi que le contact entre les extrémités osseuses grâce aux ligaments qui sont extra-articulaires, sauf pour les genoux où ils sont croisés et intra-articulaires. Les ligaments sont des sangles indispensables pour maintenir les os ensemble.

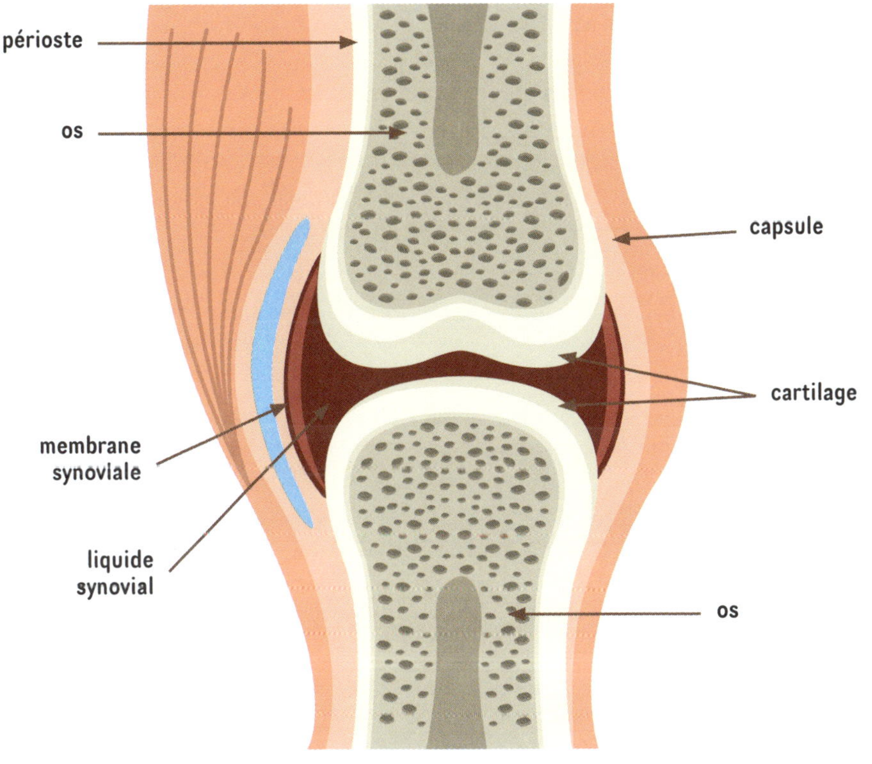

Qu'est-ce que l'arthrose ?

L'arthrose est une affection chronique et dégénérative des articulations, caractérisée par :

→ **Une dégénérescence progressive du cartilage**. L'activité des chondrocytes se dérègle. Avec l'âge, leur fonction ne s'opère plus correctement. Les chondrocytes détruisent le cartilage de manière incontrôlée et empêchent sa reformation.

→ **D'éventuels épisodes d'inflammation**. Lors de la fissuration ou de la dégradation complète du cartilage, vos chondrocytes peuvent générer des cytokines[1] inflammatoires qui entretiennent leur propre inflammation et potentiellement celles d'autres parties de votre articulation comme les tendons, les os ou le liquide synovial, dans lequel baigne votre articulation. Le cartilage étant nourri non pas par des vaisseaux sanguins, mais par le liquide synovial, il est donc sous-alimenté et finit par se fissurer et disparaître.

Cette inflammation peut aussi se produire lorsque votre organisme est enflammé. Les cytokines vont alors entretenir l'inflammation des chondrocytes. Elle peut être provoquée par :

- des **intolérances alimentaires** ;
- un **excès de poids** ;
- une **oxydation** et une **acidification** de l'organisme ;
- un **stress chronique** ;
- une **utilisation articulaire importante** ;
- un état de **déshydratation** ;
- des chocs récents ou anciens.

→ **Une déminéralisation.** Votre santé articulaire est conditionnée par votre équilibre acido-basique. Dans les sociétés modernes, la plupart des individus souffrent d'acidose, c'est-à-dire des excès de minéraux acides. L'organisme compense ce surplus d'acidité en « pillant » les réserves minérales contenues dans le cartilage (et dans les os et les dents). Ce pillage, année après année, fragilise le cartilage et la surface des os. Cette acidification de l'organisme est provoquée par :

- une **alimentation acidifiante et oxydante** ;
- une **insuffisance digestive** (ballonnements, indigestions, constipation…) ;
- un **défaut d'oxygénation** (respiration, exercice physique) ;
- une **mauvaise fonction rénale** (les reins n'évacuent pas bien les déchets) ;
- du **stress**, du surmenage et le non-respect de phases de repos ;
- des **carences minérales**.

---

1. Les cytokines sont des messagers solubles qui assurent les communications entre les cellules du système immunitaire.

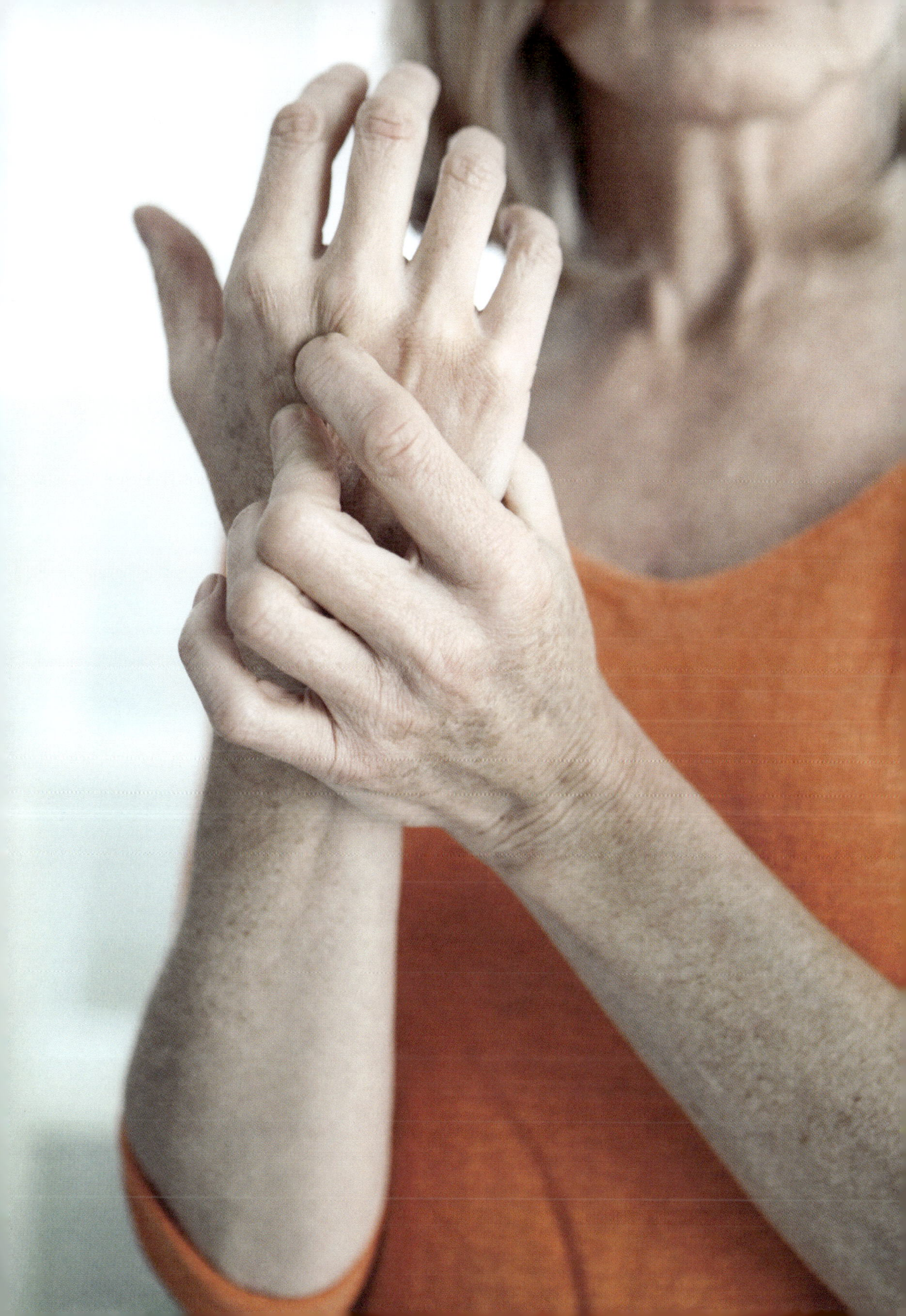

→ **Des carences.** Certains éléments sont indispensables à une bonne minéralisation comme le magnésium qui favorise l'absorption du calcium, la silice qui augmente la densité osseuse, les vitamines C, D, E qui contrent les radicaux libres.

Ces carences sont entretenues par :

- une **alimentation à base d'aliments raffinés, ultra-transformés** ;
- un **manque de fruits et légumes** de bonne qualité et si cuisinés, cuits respectueusement ;
- un **manque de calcium assimilable**, celui du lait l'étant peu et favorise des calcifications anarchiques, les fameux becs de perroquets (ainsi que calculs, athérosclérose des vaisseaux et encrassements lymphatiques) ;
- une **mauvaise assimilation intestinale**.

→ **Une altération des tissus autour de l'articulation.** Vos ligaments et vos tendons sont eux aussi attaqués. L'articulation gonfle et vos mouvements deviennent encore plus douloureux.

→ **Des excroissances osseuses** autour ou en dehors de l'articulation. Lorsque le cartilage s'use, son épaisseur diminue jusqu'à laisser les os en contact direct. Les frottements vont alors attaquer les surfaces osseuses. L'os détruit tentera de se reconstruire, mais il le fera de façon anormale, en formant de petits becs osseux, appelés aussi « ostéophytes », « éperons osseux » ou « becs de perroquet ». Ces excroissances peuvent déformer l'articulation et nourrir une inflammation.

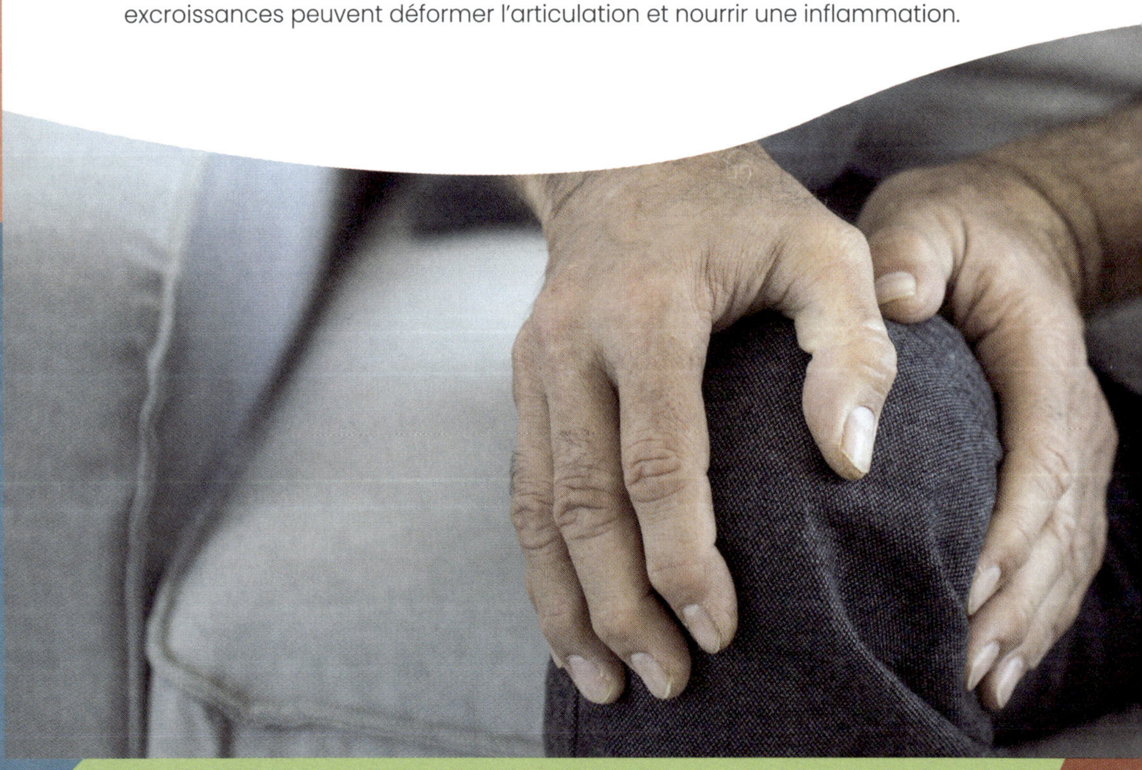

Elles sont déclenchées par :

- une **déminéralisation** ;
- une **mauvaise irrigation sanguine** des têtes osseuses qui favorise une nécrose des os dans la partie centrale des articulations et les excroissances osseuses (ostéophytes) sur la périphérie des os.

Cette mauvaise irrigation sanguine est due à :

- un **manque d'activité physique** ;
- aux **tensions nerveuses** qui se logent au niveau musculaire et raidissent les articulations ;
- à l'encrassement du sang et donc à la **faiblesse de l'activité hépatique**.

Vous le constatez, bien souvent, les causes de l'arthrose sont propres à chacun. Là est la bonne nouvelle : il n'appartient qu'à vous d'agir. Les principaux facteurs (en bleu ci-dessus) qui déclenchent ou entretiennent votre arthrose sont la conséquence d'une action dont vous êtes aux commandes. Certes, certaines maladies comme la chondrocalcinose, des problèmes ostéopathiques, posturologiques, podologiques, favorisent l'arthrose. De même que des chocs violents, des sollicitations répétitives et les blessures aux articulations (entorses, fractures, luxations, déchirures musculaires ou tendineuses) abîment ou dérèglent la physiologie du cartilage. Mais même dans ces cas-là, vous pouvez inverser la tendance. À vous de jouer !

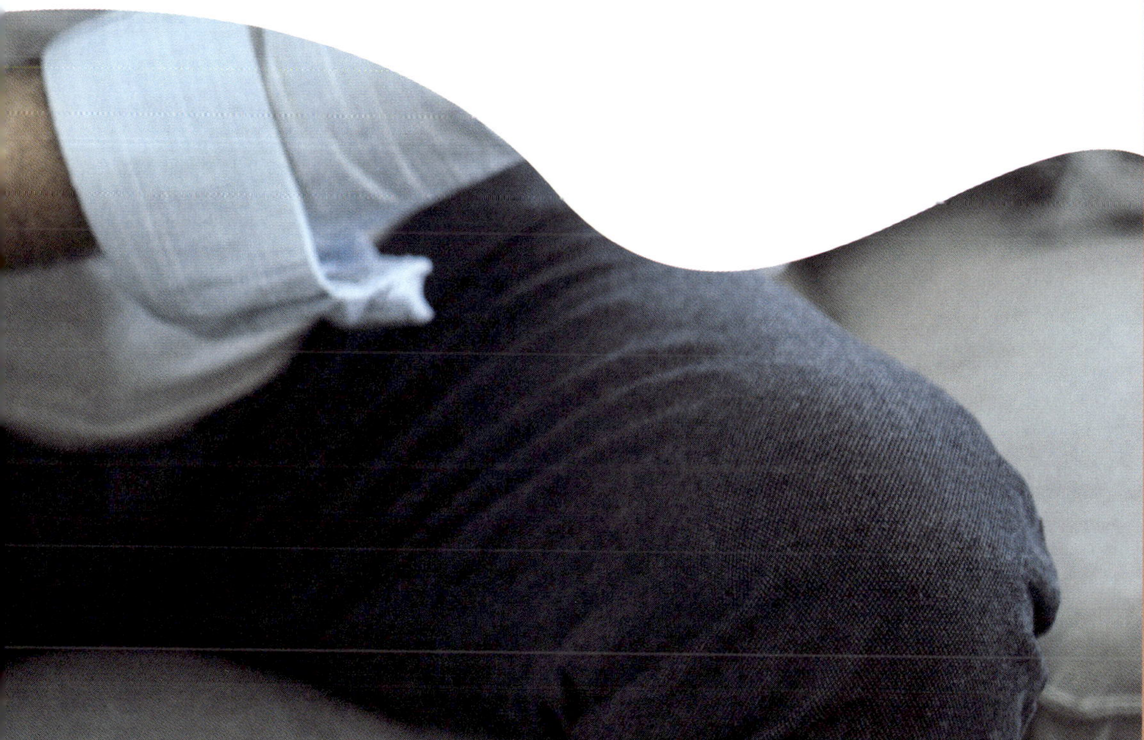

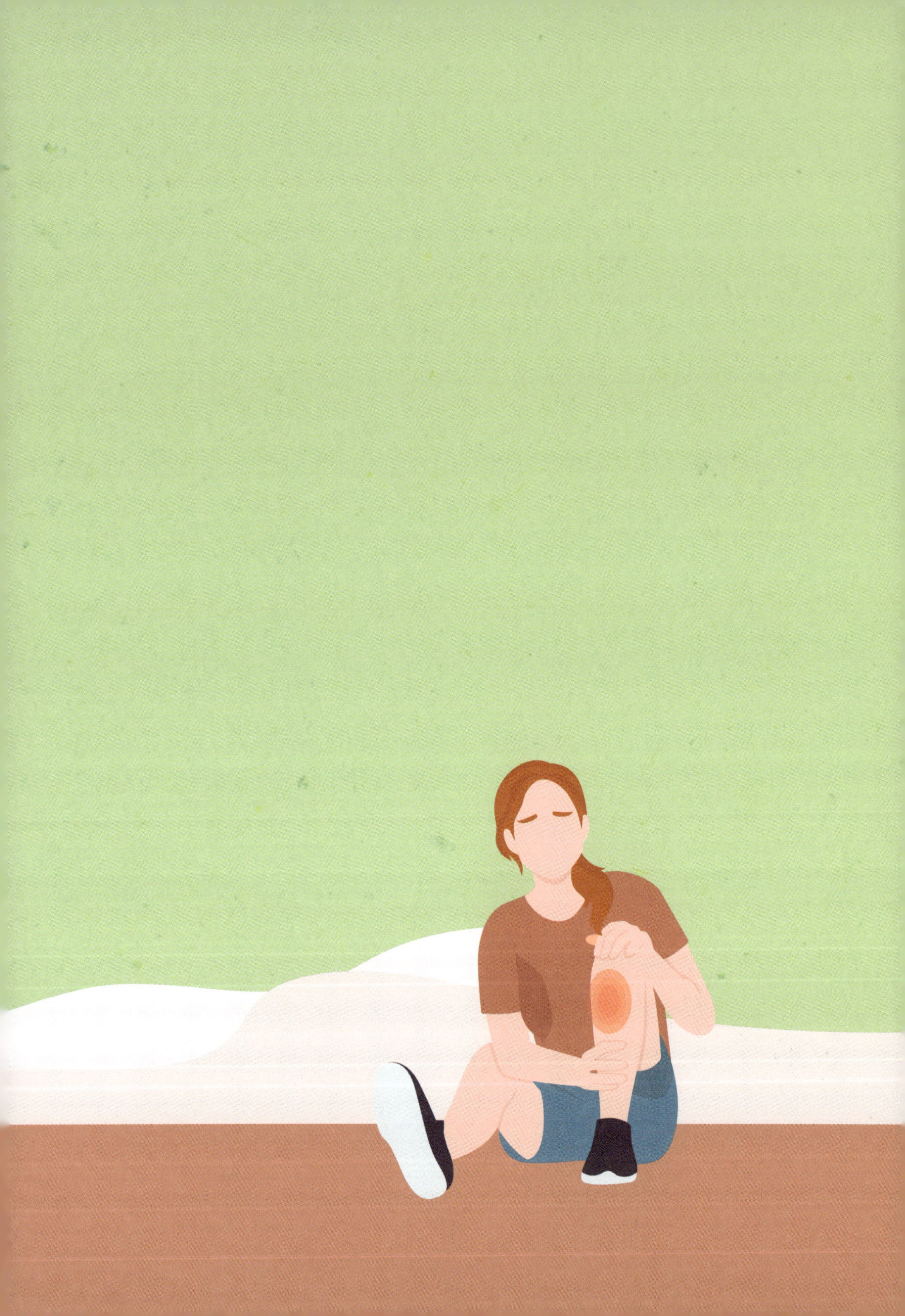

JE LUTTE CONTRE
LA DOULEUR

SEMAINE

1

JE FAIS EN SORTE DE NE PAS AVOIR MAL

La première étape de votre programme anti-arthrose est **de ne pas laisser la douleur et/ou l'inflammation s'installer**. Serrer les dents, rester allongé en cas de poussées sont autant d'habitudes à ne pas prendre. Vous n'êtes nullement condamné à souffrir. Au contraire, vous devez apprendre à vous soulager pour, une fois la douleur maîtrisée, (re)trouver le mouvement, encore plus indispensable en cas d'arthrose.

Vous devez **comprendre la nature de votre douleur**. La sensation de douleur apparaît dès que votre cerveau est informé que «vous avez mal quelque part» grâce à vos terminaisons nerveuses qui circulent le long des nerfs, vers votre moelle épinière et jusqu'à votre cerveau. Or, le cartilage n'est pas innervé, il ne contient pas de terminaison nerveuse. Votre douleur ne vient pas directement de votre cartilage. Comprendre l'origine vous permet de savoir comment l'atténuer.

Ma douleur est mécanique

En cas d'arthrose, votre cartilage, précisément les membranes synoviales, fabriquent moins de liquide synovial, ce qui entraîne une raideur et/ou une déformation qui déclenche une douleur mécanique, le plus souvent localisée à l'articulation atteinte.

Vous êtes concerné si :

- Vous ressentez la sensation d'un os «frotté» contre un autre.
- Vous ressentez des douleurs la journée et non la nuit.
- Votre douleur est aggravée par l'effort, la marche, les changements de position, les montées et descentes d'escaliers.
- Votre douleur est soulagée par le repos.
- Votre raideur matinale est inférieure à 30 minutes.
- Votre articulation est froide.

Les solutions naturo :

→ Si la douleur est intense et inflammatoire : le porphyral HSP

L'efficacité de cette algue vient de sa capacité de sécréter rapidement (dès que votre organisme est soumis à un stress) et en grande quantité, des protéines de stress appelées également «protéines chaperonnes», «protéines de choc thermique» ou «Heat Shock Proteines» (HSP). Ces protéines réparent les protéines dénaturées, recyclent les protéines abîmées et permettent la synthèse de nouvelles protéines. Elles augmentent les moyens naturels de protection et de réparation cellulaire.

Posologie : il est proposé en extraits secs, bien souvent associé à de l'huile de bourrache vierge, pour décupler ses propriétés anti-inflammatoires, immunostimulantes et régulatrices. Il est conseillé en cure de 3 mois.

Contre-indications : femmes enceintes, allaitantes, personnes souffrant d'hyperthyroïdie. L'usage à long terme est déconseillé.

→ Si la douleur est légère et peu inflammatoire : l'harpagophytum

Son efficacité fait d'elle la plus probante de toutes les plantes dans le traitement des douleurs liées à l'arthrose. Elle contient des harpagosides qui réduisent le niveau des cytokines, diminuent vos douleurs et inhibent les agrécanases, enzymes qui « digèrent » votre cartilage. Les études menées le placent au même rang que les coxibs, les anti-inflammatoires « nouvelle génération », mais sans leurs effets secondaires.

Posologie : elle dépend de sa forme galénique. Les extraits secs offrant 3 % de gluco-iridoïde ou 1,2 à 2 % d'harpagosides dont le taux d'extraction est de 5:1 sont les plus efficaces : 600 à 1200 mg d'extrait normalisé sont recommandés.

Contre-indications : femmes ayant déjà subi des fausses couches, enceintes, allaitantes, enfants, personnes souffrant d'ulcères gastroduodénaux ou de calculs biliaires, atteints d'arythmie ou sous anticoagulants.

À noter : l'harpagophytum est de plus en plus remplacé par la matricaire pour des raisons écologiques, cette plante étant cultivée en France.

→ Si la douleur est intense et non inflammatoire : l'écorce de saule blanc

L'efficacité de l'écorce de saule blanc vient de son acide salicylique antalgique qui agit sur le trajet de l'information douloureuse. L'extrait de saule a également été évalué aussi efficace que les coxibs.

Posologie : elle dépend de sa forme galénique. Vous pouvez la trouver sous forme d'infusion, de teinture-mère, d'extraits fluides et de gélules d'extraits secs qui restent les plus efficaces. Une gélule contenant 60 mg de salicyline, à prendre 4 fois par jour, pendant 15 jours par mois est conseillée. Si la cure est bien supportée, elle peut être renouvelée de façon discontinue jusqu'à disparition des douleurs.

Contre-indications : personnes allergiques à l'acide salicylique, sous traitement anticoagulant ou présentant des problèmes d'estomac (gastrites, ulcères, reflux...). En l'absence de données sur le sujet, les femmes enceintes, allaitantes demanderont l'avis de leur médecin.

Ma douleur est inflammatoire

En cas d'arthrose, le cartilage se détache en petits fragments, ce qui provoque l'inflammation de la membrane synoviale qui recouvre votre cartilage et par conséquent induit un manque de liquide synovial. Naissent des cytokines, substances pro-inflammatoires, qui nuisent à la qualité de votre liquide synovial et à l'activité des chondrocytes en charge de renouveler le cartilage. Les chondrocytes enflammés finissent par mourir, laissant des zones vides dans le cartilage qui va s'amoindrir jusqu'à disparaître. La boucle est bouclée.
Une tentative de reconstruction, bien souvent anarchique, donne naissance à des excroissances osseuses, elles-mêmes inflammatoires.

Vous êtes concerné si :

- Vous ressentez des douleurs la journée, mais aussi la nuit.
- Vous ressentez une sensation de coup de poignard.
- Vous souffrez lorsque vous êtes assis et debout.
- Vous n'êtes pas soulagé par le repos.
- Votre raideur matinale est supérieure à 30 minutes.
- Votre articulation est chaude et rouge.

Les solutions naturo :

→ Si l'inflammation est chronique : le curcuma

Son efficacité provient de ses curcuminoïdes, de puissants pigments antioxydants aux vertus régénérantes, stimulantes, antioxydantes, fluidifiantes, protectrices et anti-inflammatoires. Le plus abondant des curcuminoïdes est la curcumine (90 % de ces composés). Elle a la capacité de diminuer la concentration de l'interleukine-6 (une cytokine pro-inflammatoire), et de neutraliser les radicaux libres. Elle protège le cartilage, ralentit la progression de l'arthrose et soulage la douleur.

Posologie : elle dépend de sa forme galénique. Le curcuma est disponible en infusion, en teinture-mère, en gélules généralement dosées à 2 g de curcuma standardisé, 95 % de curcuminoïdes. Les gélules restent les plus efficaces, à raison d'une gélule par jour en cure de 3 semaines minimum.
À noter également que le curcuma est très mal absorbé par l'intestin (ses bioactifs passent mal dans le sang). Voilà pourquoi, pour améliorer son absorption, il est conseillé de le prendre avec un corps gras et du poivre noir. Une formulation sous forme de phospholipides de curcuma, appelés « phytosomes de curcuma », multiplierait l'absorption du curcuma par 29 et de la curcumine par 19.

Contre-indications : femmes enceintes, allaitantes, personnes sous radiothérapie ou antibiotiques antitumoraux, (pas de prise le jour même, ainsi que les deux jours qui suivent et qui précèdent), personnes souffrant d'obstruction des voies biliaires et de calculs biliaires. Il est déconseillé aux personnes sous traitement anticoagulant.

Et les anti-inflammatoires dans mon assiette ?

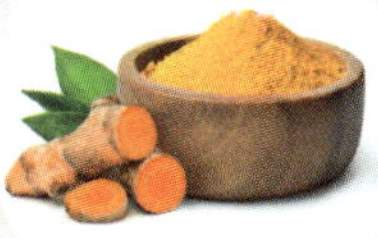

→ Le curcuma sous forme d'épice possède une teneur en curcumine moins élevée que dans les extraits secs, mais n'hésitez pas à le consommer pour autant. Pour bien l'assimiler, associez-le à un corps gras comme de l'huile d'olive et à une pincée de poivre, sauf en cas d'irritation intestinale. Tranchez ou râpez les rhizomes et incorporez-les (3 g par jour) dans les potages, légumes, viandes et poissons.

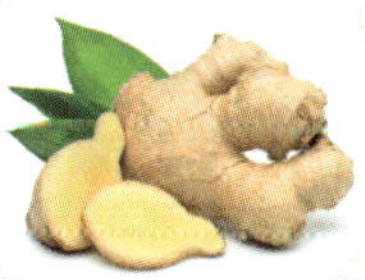

→ Le gingembre contient plus de 400 principes actifs, dont le gingérol et le shogaol qui lui donnent sa saveur de feu et qui diminuent l'inflammation. Sa qualité antioxydante augmente lorsque le gingembre est consommé cuit. Incorporez-le dans vos plats sautés, vos soupes de légumes, vos plats de poissons et vos desserts.

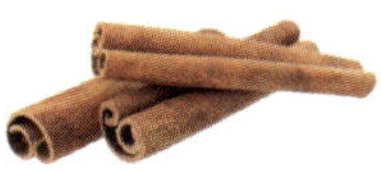

→ La cannelle est aussi anti-inflammatoire. Le cinnamaldéhyde, composant principal (à 90 %) de son essence contribue à diminuer les cytokines. Il existe deux types de cannelles : Ceylan et Cassia. Cette dernière est plus riche en coumarines, une famille de composés qui fluidifient le sang, donc déconseillée si vous prenez des anticoagulants. Ses vertus sont multipliées si elle est chauffée ; n'hésitez pas à l'incorporer dans vos plats chauds.

→ Si vous ne consommez pas de poissons gras : les oméga-3

Leur efficacité vient de leur pouvoir à bloquer la production de cytokines et d'agrécanases, enzymes qui digèrent le cartilage. Leur proportion détermine la puissance de votre réponse anti-inflammatoire. La présence d'oméga-3 est d'autant plus importante qu'ils permettent d'apporter de la vitamine D, indispensable au bon fonctionnement des tissus articulaires. Il a été prouvé que plus la carence en vitamine D est importante, plus le stade de l'arthrose est avancé.
Le chef de file des oméga-3 est l'ALA (acide alpha linolénique). C'est lui qui donne naissance à l'acide gras dérivé EPA, dont une partie va se transformer en acide gras dérivé DHA.

- L'EPA (acide eïcosapentaénoïque) réduit la production de cytokines. L'inflammation et la douleur diminuent, la mobilité augmente.
- Le DHA (acide docosahexaénoïque) est moins intéressant. Étant le principal acide gras présent dans votre cerveau, il est plutôt impliqué dans les fonctions de mémorisation.

Votre organisme ne pouvant synthétiser les oméga-3 lui-même, il vous appartient de les lui apporter via la nourriture ou les compléments alimentaires. L'huile de poisson de qualité, principalement composée d'acides gras oméga-3 EPA et DHA, a été largement étudiée pour son implication dans la prévention des douleurs articulaires inflammatoires.

Posologie : 250 mg en EPA et 250 mg en DHA par jour, de préférence en début du repas, et pendant 12 semaines si l'inflammation est chronique.

Contre-indications : femmes enceintes, allaitantes, enfants, personnes allergiques au poisson, personnes souffrant de pathologies cardiaques ou sanguines.

À noter : Les oméga-3 consommés à un dosage supérieur à 4 g par jour sont susceptibles d'augmenter les effets anticoagulants ou antiplaquettaires des plantes ou des médicaments.

FOCUS

Et les oméga-3 dans votre assiette ?

Les oméga-3 d'origine animale s'ils sont de qualité, sont riches en EPA et extrêmement bien assimilés. Ils sont présents dans :

- Les jaunes d'œufs si le jaune reste cru (œufs au plat ou mollets).
- Les poissons gras : sardine, maquereau, hareng, foie de morue, anchois, saumon, truite, flétan, etc.

Les oméga-3 d'origine végétale sont très fragiles et s'oxydent très vite. Voilà pourquoi les huiles qui en contiennent le plus comme celles de lin ou de cameline coûtent très cher et sont protégées par des bouteilles en verre fumé. Elles doivent être conservées dans votre frigo et consommées dans le mois. Ils sont présents dans :

- Les graines de lin : achetez-les bios et écrasez-les avec un mortier ou broyez-les avec un petit moulin à café. Préparez-les sur le moment. Deux cuillères à café de graines de lin moulues apportent environ 1 g d'oméga-3, l'apport recommandé journalier étant de 1,3 g pour un adulte.
- Les huiles de lin, de cameline, de noix ou de colza : à raison de 2 cuillères à soupe par jour.
- Les oléagineux (amandes, noisettes, noix de Grenoble, noix de cajou, etc.) : elles ont un ratio idéal oméga-6/3. En fonction de leur taille, 5 à 10 noix apportent 1 à 1,5 g d'oméga-3. Néanmoins, étant donné leur puissance calorique, ne dépassez pas une poignée par jour.

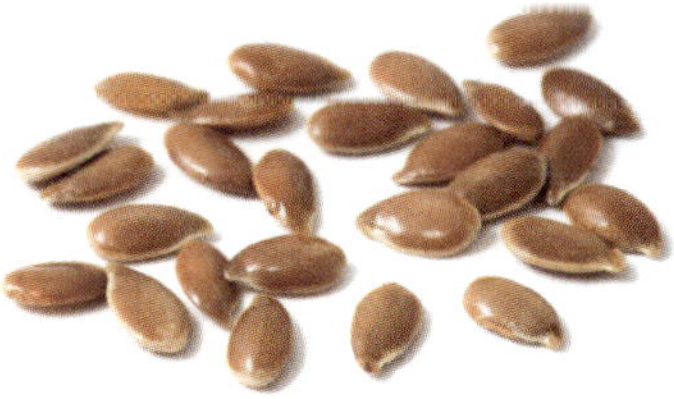

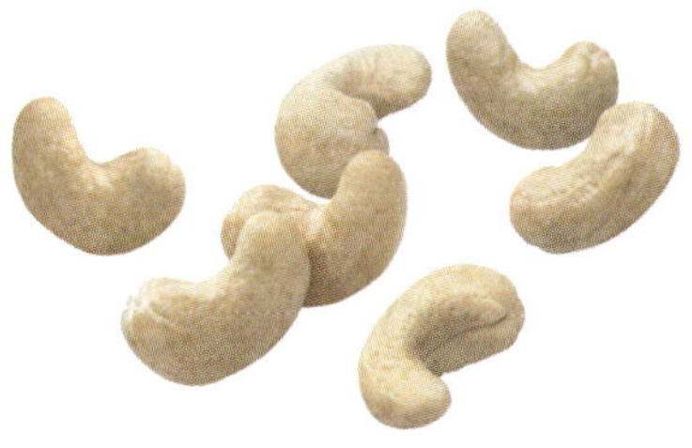

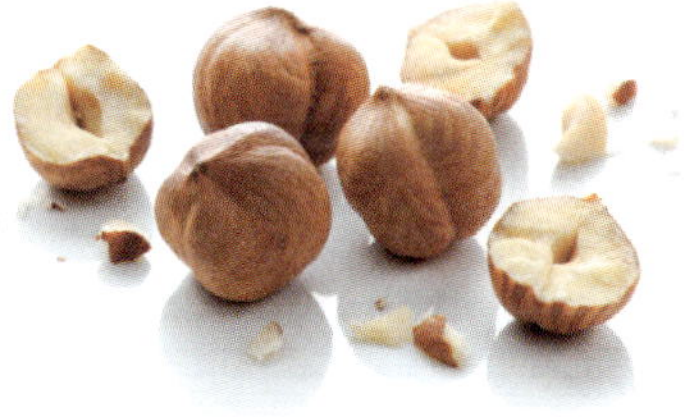

→ Si en plus, vous souffrez de troubles intestinaux : la *Boswelia serrata*

Son efficacité vient des boswelliques, acides triterpéniques, aux propriétés anti-inflammatoires dont elle est majoritairement composée. Ces acides améliorent également la circulation sanguine des articulations enflammées, permettant de mieux irriguer les tissus, qui, mieux nourris et mieux drainés, diminuent l'inflammation, le gonflement, la douleur et la raideur matinale. La cerise sur le gâteau est qu'elle améliore également le système respiratoire et les problématiques d'intestins poreux, irritables, les maladies intestinales chroniques et inflammatoires.

Posologie : elle dépend de sa forme galénique. Les gélules d'extrait de résine de boswellia, concentrée en acide boswellique (60 % minimum), à raison de 400 à 600 mg par jour, réparties en 3 prises avant les repas, sont la forme la plus efficace. Les premiers bienfaits interviennent à partir de 2 ou 4 semaines. Les cures peuvent durer 6 mois avec des pauses sur 1 semaine toutes les 4 semaines.

Contre-indications : femmes enceintes, allaitantes, enfants et personnes asthmatiques sous traitement.

Ma douleur s'accompagne d'un gonflement

En cas d'arthrose, le cartilage se détache en petits fragments et provoque un épanchement du liquide synovial, une production locale et en excès de liquide synovial. Il s'agit d'une réaction de défense pour compenser la détérioration du cartilage.

Vous êtes concerné si :

- Le volume de votre articulation augmente.
- Le gonflement, de taille variable, est de forme plus ou moins sphérique.
- Votre articulation s'enfonce lorsque l'on exerce une pression.

La solution naturo :

→ Si l'articulation est gonflée : la reine des prés

Son efficacité vient de sa transformation après absorption, en acide salicylique et non en acide acétylsalicylique (qui génèrent les effets indésirables de l'aspirine). L'acide salicylique a des propriétés antalgiques, anti-inflammatoires. Elle est également riche en sels potassiques, connus pour leur effet drainant et décongestionnant en cas de gonflements articulaires, de rétention d'eau, de cellulite, de surpoids. Elle permet également de détoxifier l'organisme. Par ailleurs, elle est aussi recommandée pour limiter les crises de goutte, en favorisant l'élimination de l'acide urique par voie rénale.

Posologie : elle dépend de sa forme galénique. La plus efficace reste les gélules d'extraits secs, à raison de 400 à 600 mg, 3 fois par jour au moment des repas, pendant 1 à 2 mois.

Contre-indications : femmes enceintes, allaitantes, enfants et adolescents en raison du risque du syndrome de Reye, personnes alcooliques, personnes allergiques aux dérivés salicylés (aspirine), personnes souffrant de néphrite, de troubles de la circulation ou de cicatrisation, et personnes sous anti-inflammatoires non stéroïdiens ou anticoagulants.

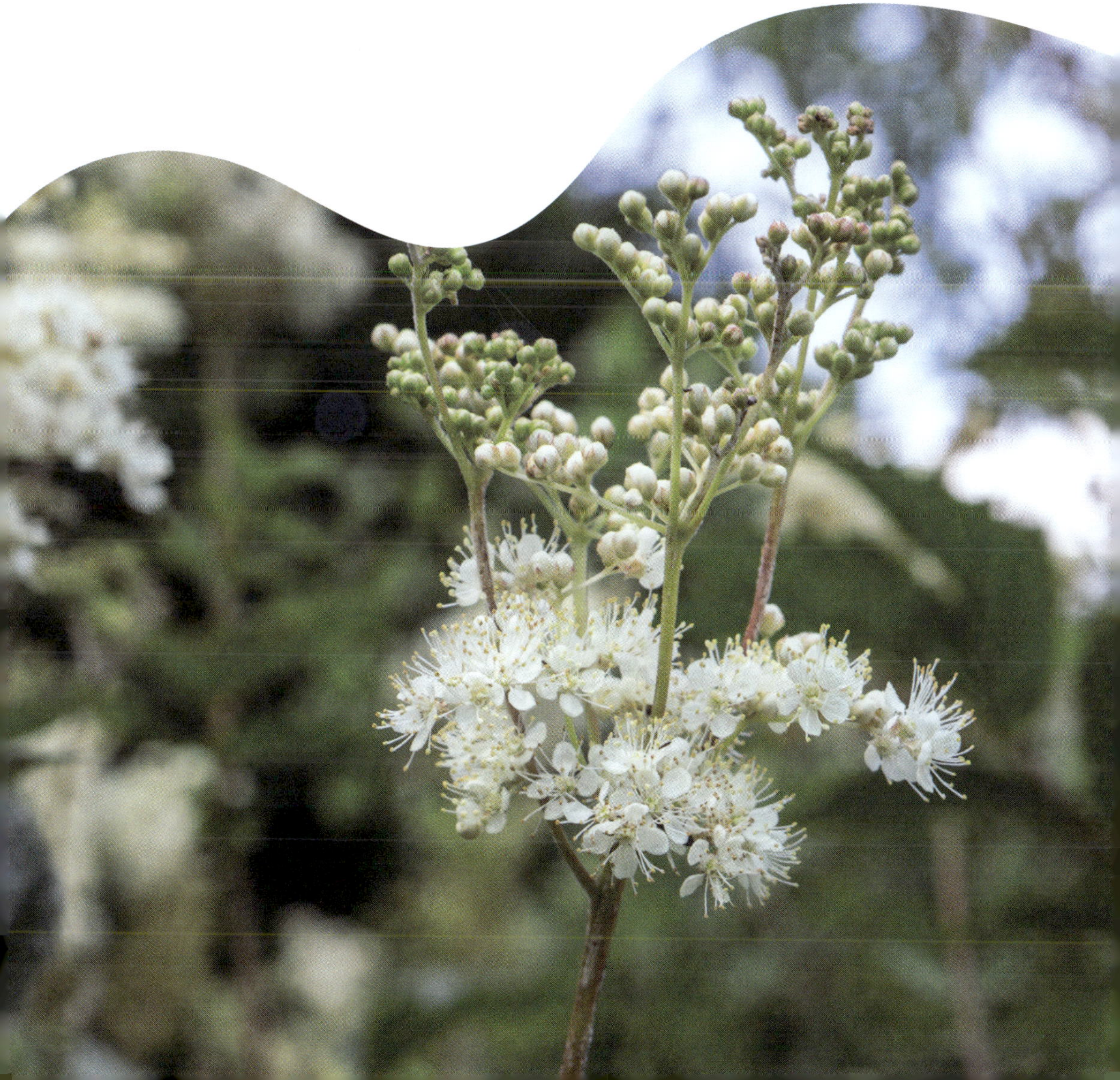

Ma douleur s'accompagne de contracture musculaire

Les raideurs et douleurs liés aux mouvements puis qui s'estompent avec l'exercice sont musculo-tendineux. Ce ne sont pas vos articulations arthrosiques qui vous font souffrir, mais les muscles qui les entourent qui sont contracturés et douloureux.

Vous êtes concerné si :

- Vous vous sentez raide et courbatu le matin.
- Ces raideurs et douleurs s'estompent au bout de quelques minutes.

La solution naturo :

→ **Si vous vous sentez contracté : la valériane**

Son efficacité provient de ses composés d'acide valérénique qui agissent sur les muscles lisses, non soumis à un contrôle conscient comme sur les muscles striés, responsables des crampes. Leurs propriétés sédatives, anxiolytiques et décontractantes soulagent les tensions musculaires (épaule, torticolis, dos...).

Posologie : elle dépend de sa forme galénique. Elle est disponible en infusion, en décoction, en teinture-mère et en extraits normalisés qui restent la forme la plus efficace (0,8 % d'acide valérinique ou valérique, 1-1,5 % de valtrates), entre 250 et 400 mg, 3 fois par jour. Comptez 2 à 4 semaines pour ressentir ses effets.

Contre-indications : femmes enceintes, allaitantes, enfants, personnes souffrant d'hypotension avec des troubles hépatiques, allergiques aux valérianacées. À forte dose, et en raison de son effet sédatif, la valériane peut provoquer des baisses de vigilance et peut être contre-indiquée pour les chauffeurs routiers ou les utilisateurs de machines-outils.

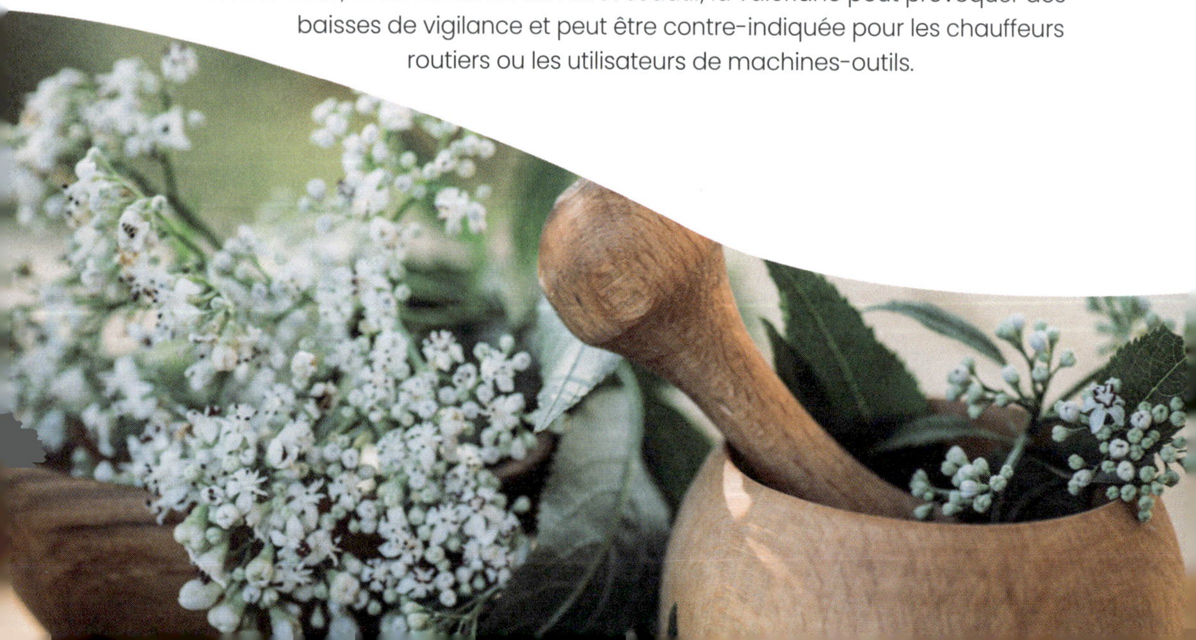

LES AUTRES SOLUTIONS POUR ME SOULAGER

Les applications externes antalgiques et anti-inflammatoires

Le massage permet de soulager les symptômes de l'arthrose. Il est un formidable moyen de favoriser l'irrigation sanguine, drainer les toxines et libérer les tensions autour des articulations. Vous pouvez masser les zones douloureuses à l'aide de vos mains, sans corps gras nécessaire.

Les huiles essentielles

- **Gaulthérie couchée :** ses propriétés antalgiques et anti-inflammatoires sont dues à sa forte teneur en salicylate de méthyle, un dérivé de l'aspirine. Évitez-la si vous êtes allergique à l'aspirine. Vous pouvez la choisir odorante ou couchée : leurs propriétés sont identiques.
- **Menthe poivrée :** elle est antalgique, anti-inflammatoire et anesthésiante. Elle est pertinente lorsque l'articulation est rouge, chaude et enflée. Réservez-la pour les urgences. Elle est tellement puissante qu'il vaut mieux éviter de l'utiliser de façon prolongée si vous êtes sujet à l'épilepsie.
- **Eucalyptus citronné :** grâce à sa teneur en citronellal, elle inhibe la synthèse des prostaglandines, à l'origine de la réaction inflammatoire, et diminue les douleurs associées.

Méthode :

1. Dans le creux de la main, diluez 4 gouttes d'une de ces huiles essentielles dans de l'huile végétale (arnica, amande douce, ou même votre huile d'olive) et massez doucement l'articulation, 2 à 3 fois par jour. Vérifiez avant que vous tolérez bien leur utilisation en posant 1 goutte sur le pli du coude, puis attendez quelques heures. Ne pas appliquer sur plaies et muqueuses.
2. Pour les petites articulations comme celles des mains, appliquez directement 3 gouttes d'huile essentielle pure sur la zone douloureuse, et frictionnez pour la faire pénétrer. Répétez 3 fois par jour jusqu'à ce que l'articulation dégonfle et que la douleur disparaisse. Alternez chaque soir entre un massage avec les huiles et un cataplasme (cf. page suivante).

Les cataplasmes

→ **Les cataplasmes dits « froids »** sont idéaux pour les articulations sans douleur inflammatoire, sans chaleur locale, et qui ont tendance à se raidir surtout le matin au réveil et en fin de journée.

• **Le cataplasme de chou rouge :** un des crucifères les plus riches en sulforaphanes. Cet antioxydant bloque l'inflammation des chondrocytes sans affecter leur vitalité.

Méthode :

1. Achetez un chou frais bio puis lavez le nombre de feuilles de chou nécessaire selon la zone à traiter.
2. Retirez les grosses côtes puis déposez vos feuilles sur une planche à découper et passez un rouleau à pâtisserie (ou une bouteille) dessus.
3. Appliquez votre cataplasme sur la zone à traiter et recouvrez-le d'un linge pour le maintenir.
4. Enveloppez le tout avec un bandage pour bien fixer votre cataplasme. De façon générale, le temps de pose est compris entre 2 et 5 heures, mais vous pouvez le garder toute la nuit.

• **Le cataplasme froid d'argile :** ses propriétés anti-inflammatoires et décongestionnantes procurent un effet apaisant rapide.

Méthode :

1. Mélangez avec une cuillère en bois (ni métal ni plastique) plusieurs morceaux d'argile verte concassés dans un petit récipient en verre ou en bois (pas de métal) à de l'eau froide minérale.
2. Laissez reposer jusqu'à ce que l'argile forme une pâte souple. Vous pouvez rajouter quelques gouttes d'huile essentielle de gaulthérie.
3. Étalez la pâte sur 2 cm d'épaisseur sur un linge de coton et appliquez à même la peau.
4. N'enrobez pas votre cataplasme d'un film plastique étanche ou opaque car l'argile doit respirer.
5. Retirez le cataplasme lorsque l'argile est sèche. Une fois l'eau de la pâte d'argile verte évaporée et absorbée par la peau, le cataplasme sèche et devient inefficace. Ne réutilisez pas l'argile.

→ **Les cataplasmes dits « chauds »** sont dédiés aux inflammations plus nettes avec une chaleur locale aggravée par le mouvement.

- **Le cataplasme au vinaigre de cidre :** il conjugue effet apaisant de la chaleur et celui drainant du vinaigre.

Méthode :

1. Versez 15 cl d'eau dans une casserole. Ajoutez 15 cl de vinaigre de cidre et faites chauffer.
2. Dès que le mélange frémit, retirez-le du feu.
3. Imbibez un linge de coton ou une serviette à l'aide de la préparation et appliquez sur la zone douloureuse, dès que la température est supportable.
4. Maintenez en place pendant une vingtaine de minutes.
5. Recommencez jusqu'à ce que la douleur régresse.

- **Le cataplasme au gingembre :** les gingérols, principes actifs du gingembre, sont connus pour leurs vertus anti-arthritiques, antirhumatismales et anti-inflammatoires. Ils favorisent la relaxation du système musculosquelettique.

Méthode :

1. Râpez du gingembre pour obtenir environ 1 cuillère à café de matière.
2. Mélangez la plante avec environ 250 ml d'eau bouillante.
3. Imbibez un tissu du liquide tiédi.
4. Placez le tissu sur la zone douloureuse et laissez poser environ 30 minutes.
5. En cas de crise, vous pouvez renouveler votre cataplasme toutes les 3 heures.

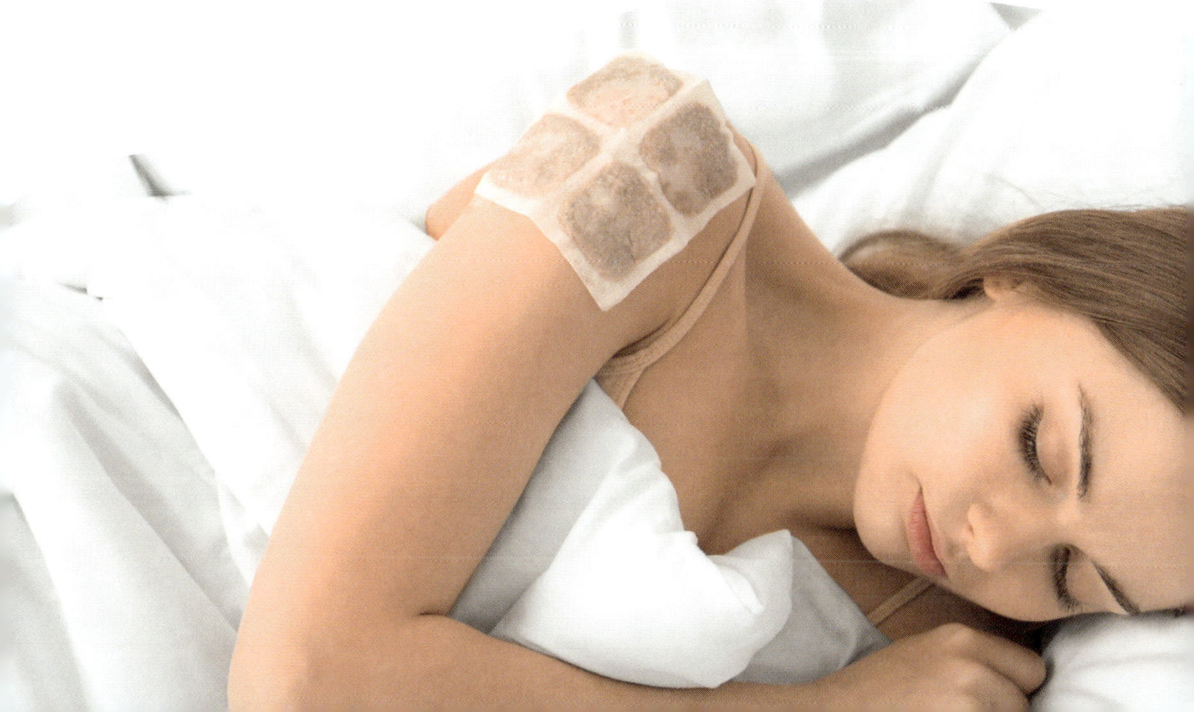

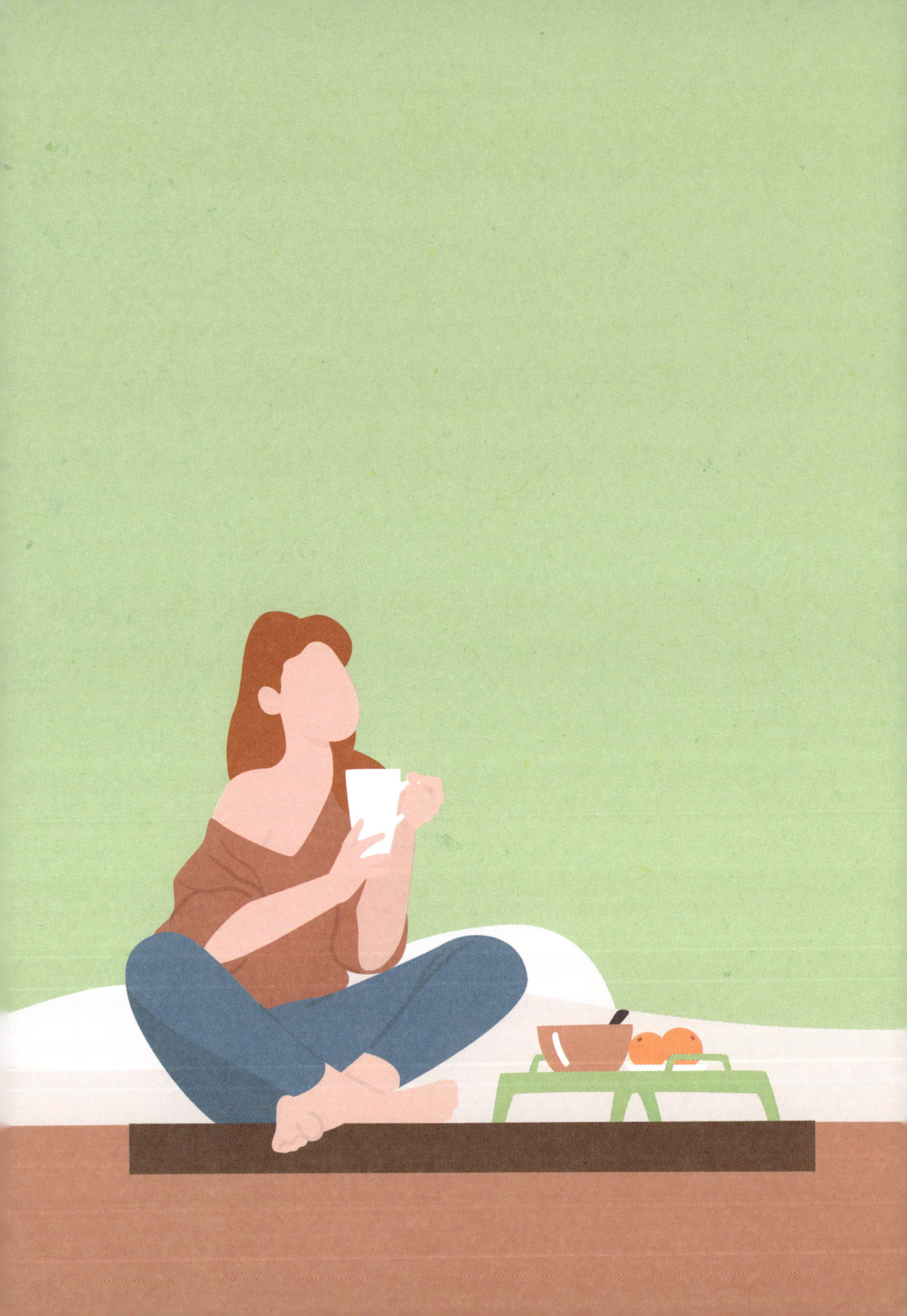

JE RÉÉQUILIBRE MON TERRAIN ACIDO-BASIQUE POUR REMINÉRALISER MON CARTILAGE

SEMAINE

2

JE PRÊTE ATTENTION À LA DÉMINÉRALISATION

Rares sont les arthrosiques à ne pas être déminéralisés. Cette déminéralisation est essentiellement provoquée par un excès d'acidité des tissus, à la suite d'une alimentation acidifiante, un sommeil de mauvaise qualité, un stress chronique, une insuffisance digestive, une mauvaise oxygénation, une faiblesse de la fonction rénale. Être en acidose serait presque une norme.

Vos tissus se retrouvent en excès d'acides et de cristaux, déchets provenant de résidus d'acide urique. Votre corps doit nécessairement, pour maintenir des constantes de pH acceptables pour votre physiologie, trouver des éléments qui vont neutraliser ces acides. Il puise alors les substances minérales alcalines présentes dans vos réserves : os, cartilages, dents, etc. Après des années de « pillage », la déminéralisation s'installe et donne naissance à l'arthrose.

Afin de savoir si votre organisme est déminéralisé, voici deux méthodes :

1. Écoutez votre corps

En plus de l'arthrose, les autres manifestations d'acidose sont les crampes, douleurs musculaires, tendinites à répétition, inflammation constante, perte de cheveux, ongles cassants, caries, dents qui se déchaussent, eczéma, ostéoporose, migraines, fatigues physique et psychique, calculs biliaires et urinaires.

2. Testez votre pH urinaire à l'aide de bandelettes

Celles de la marque Alcabase sont les plus faciles à décrypter. Votre pH étant volatile, 3 relevés par jour, pendant 7 jours sont nécessaires.

- 1er relevé : Avec la deuxième urine du matin; la première étant toujours dense à cause de tous les acides filtrés par les reins et accumulés durant la nuit.
- 2e relevé : autour de 11 heures, avant le déjeuner.
- 3e relevé : autour de 19 heures, avant le dîner.

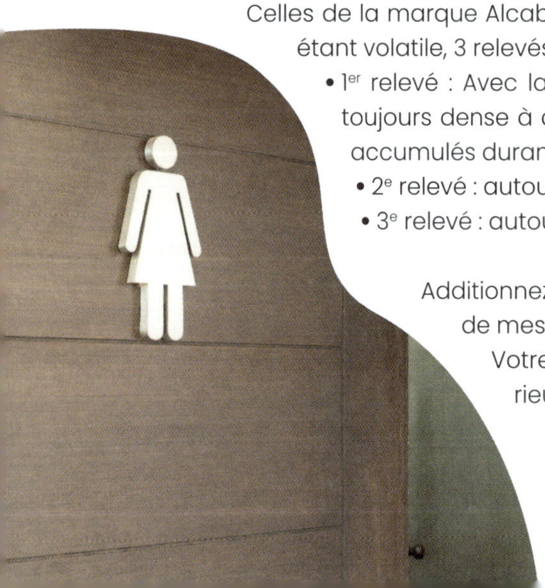

Additionnez ensuite les résultats et divisez par le nombre de mesures (3 mesures x 7 jours = 21).

Votre pH devrait se situer autour de 7. S'il est inférieur, vous avez un terrain acide.

JE MISE SUR LA MINÉRALISATION *VIA* MON ASSIETTE

Pour maintenir votre équilibre acido-basique et éviter de «piller» vos réserves, vous devez apporter et générer autant d'acides que de basiques. Votre alimentation va donc jouer un grand rôle pour votre équilibre acido-basique. En effet, les bases alcalinisantes se retrouvent dans l'alimentation par l'intermédiaire de nutriments riches en potassium, calcium et magnésium.
Pour mesurer le potentiel alcalinisant des aliments, les Dr Thomas Remer et Friedrich Manz, spécialistes de l'équilibre acide-base à l'Institut de recherche pour la nutrition des enfants à Dortmund (Allemagne) ont mis au point l'indice PRAL (*Potential Renal Acid Load*), la «charge rénale acide potentielle». Si l'indice est négatif, l'aliment est alcalinisant; à l'inverse, si le résultat est positif, l'aliment est acidifiant. Selon les résultats, les aliments sont classés selon trois familles.
Rassurez-vous, il ne faut pas supprimer tous les aliments acidifiants pour autant. Les protéines comme les graisses de bonne qualité sont indispensables à votre organisme. Elles participent à la fixation des minéraux basiques dans les tissus. Il suffit de contrôler leur quantité et de contrebalancer avec des aliments alcalinisants.

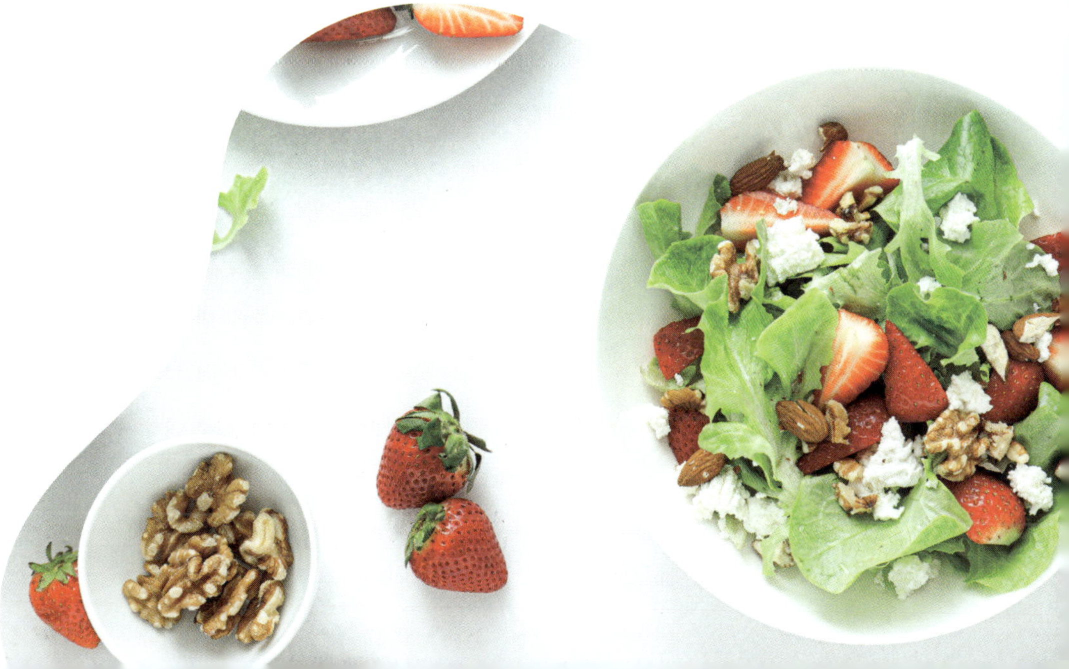

Les aliments basiques, alcalins ou alcalinisants

Ce sont les aliments dont les indices Pral sont inférieurs à -3 mEq (milliéquivalent ou masse équivalente). Pauvres en substances acides (ils ne libèrent aucun composé acide lors de leur transformation par l'organisme), ils sont riches en bases et en minéraux alcalinisants (potassium, magnésium, calcium, sodium).

ÉPICES ET AROMATES	Malgré leur taux élevé de protéines au pouvoir acidifiant (12,3 g pour 100 g d'épices – personne n'en consomme autant – et 3,58 g pour 100 g d'herbes aromatiques), ils forment la famille d'aliments la plus alcalinisante grâce à leur richesse minérale. Je vous conseille donc de rajouter épices et aromates à tous vos plats.
LÉGUMES	Ils sont tous riches en minéraux. Mais plus ils sont verts, plus ils sont alcalinisants. La moitié de votre assiette doit être composée de légumes, au minimum. Leurs minéraux alcalins contrebalanceront avec les minéraux acidifiants des céréales, des légumineuses, des oléagineux, des protéines animales.
FRUITS FRAIS, SÉCHÉS, CONFITS	Le séchage des fruits comme la déshydratation des aromates concentrent les nutriments dans leur chair. Méfiez-vous tout de même de leur concentration en sucre. Dissociés des repas, comme au goûter, ils faciliteront la digestion des intestins fragilisés.
FÉCULENTS	Cette famille regroupe des aliments riches en amidon comme les produits céréaliers, les légumineuses et ceux à préférer pour leur pouvoir alcalinisant comme la patate douce, les pommes de terre, l'igname ou encore le manioc et les haricots de Lima.

Pour retrouver les indices Pral de quelques aliments courants, vous pouvez scanner le QR-code ci-dessous :

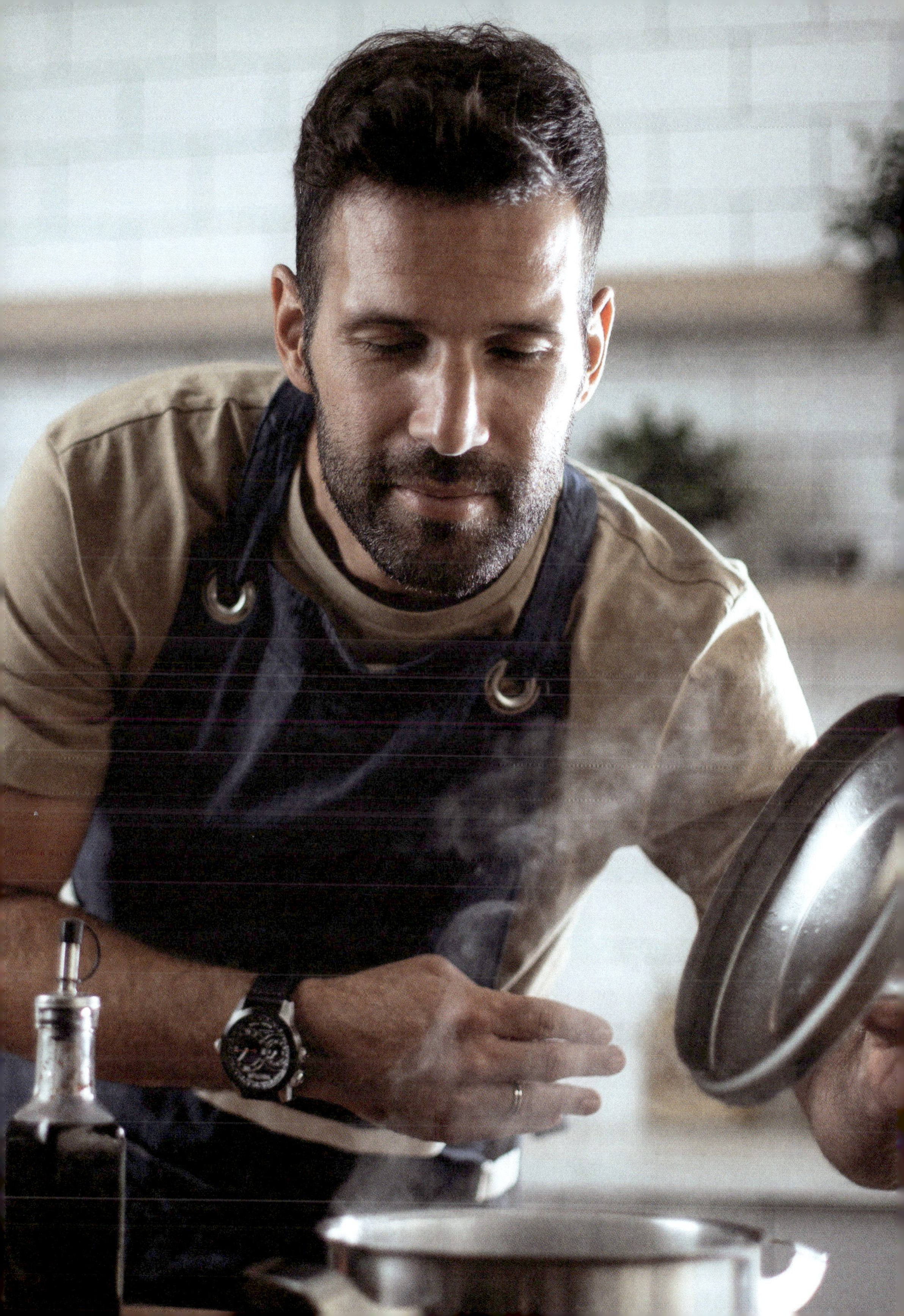

Les légumes anti-arthrosiques

Tous les légumes sont bons pour la santé, mais certains sont de véritables anti-arthrosiques comme les crucifères (choux rouge, blanc ou vert, romanesco, cavalier, chinois, marin, chou-rave, chou-fleur, de Bruxelles, frisé, kale, pommé, laitue, brocoli, radis blanc et noir, rutabaga, navet, raifort, roquette, cresson). Ils sont riches en minéraux, en antioxydants, en sulforaphanes qui réduisent la dégradation du cartilage (à condition que les choux soient consommés crus ou *al dente)*, en vitamine C qui facilite l'assimilation du calcium et en vitamine K essentielle dans la minéralisation des os et du cartilage.

Les 10 légumes les plus riches en vitamine C :

persil, poivron rouge cru, brocoli cru, raifort cru, chou de Bruxelles cuit, cresson cru, chou rouge cru, épinard cru, radis cru, patate douce crue, chou vert cuit, rutabaga cuit, bette cuite, céleri rave cru, tomate crue, roquette

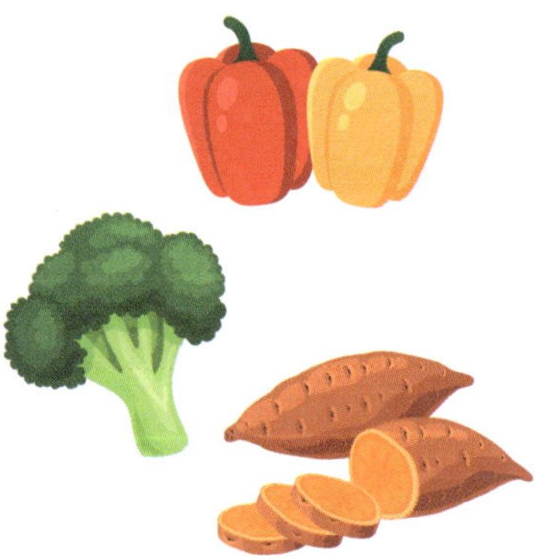

Les 10 légumes les plus riches en vitamine K :

persil, pissenlit, épinard, cresson, brocoli, chou de Bruxelles, laitue, chou vert, brocoli, asperge

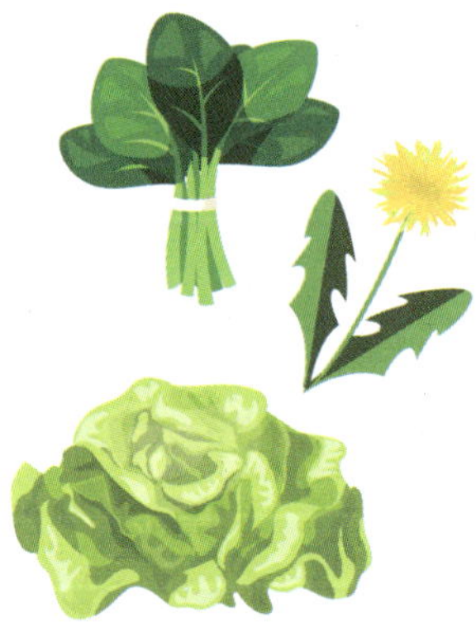

Les 10 légumes les plus riches en calcium :

poireau, chou frisé, épinard, mâche, roquette, cresson, brocoli, haricot vert, blette

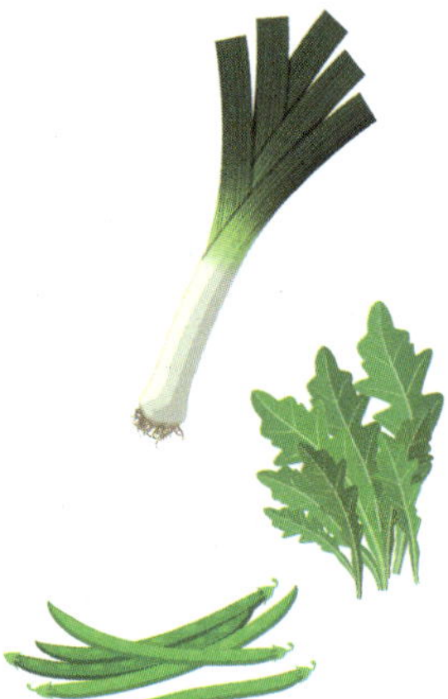

FOCUS

Conseils pour bien les consommer :

→ Évitez de blanchir les choux, car ce type de cuisson dénature la myrosinase (le précurseur du sulforaphane) de façon significative.

→ Privilégiez les choux consommés crus si vous peinez à les digérer. La chaleur détruit les enzymes et entraîne la production de composés soufrés malodorants qui augmentent avec le temps de cuisson, ce qui rend les choux indigestes. Vous pouvez aussi les faire macérer au préalable dans de l'huile et du citron.

→ Augmentez progressivement les rations de choux crus grâce à la lactofermentation[2] et à la germination. Les graines germées de choux comme de brocoli par exemple, sont des bombes de sulforaphane.

→ Consommez-les en jus pour densifier vos apports de sulforaphanes plus facilement.

→ Pour les choux cuits, hachez-les et laissez-les reposer 90 minutes pour augmenter la concentration en sulforaphane, puis faites-les cuire à la vapeur 3 minutes.

→ Ajoutez des graines de moutarde en poudre au brocoli cuit pour augmenter la quantité de sulforaphane.

→ Incorporez des graines de cumin et de fenouil pendant leur cuisson. Non seulement elles sont reminéralisantes, antioxydantes, mais en plus certaines facilitent la digestion, comme le cumin et/ou le fenouil.

→ Vous pouvez aussi les utiliser en cataplasmes directement sur les articulations, comme nous l'avons vu.

Attention : Les crucifères, surtout consommés crus et en grande quantité, peuvent nuire à l'utilisation de l'iode via la thyroïde et sont antivitamines K. Bien que les études soient contradictoires à ce sujet, il semblerait que la cuisson réduise ces effets indésirables et qu'un apport quotidien d'algues les contrebalance. Deux variétés parmi les crucifères auraient des impacts moindres : la roquette et le chou kale.

2. La lactofermentation est une technique de conservation alimentaire de longue durée, qui ne requiert ni stérilisation ni congélation. Cette méthode ancestrale consiste à plonger les aliments dans de l'eau salée pour favoriser le développement des bactéries lactiques (ou lactobacilles, dites les « bonnes bactéries ») par macération. Au bout d'un certain temps, la teneur en acide lactique atteint un certain seuil : elle arrive à l'équilibre et la fermentation s'arrête. La conservation peut alors se prolonger plusieurs années, l'acide lactique ayant pour effet d'inhiber les autres micro-organismes responsables de la moisissure. Après quoi, les légumes seront non seulement acidulés (un peu comme s'ils avaient marinés dans du vinaigre, à la manière de pickles) mais resteront croquants et seront plus intéressants d'un point de vue nutritif.

Les aliments neutres, peu alcalins, peu acides

Ce sont ceux dont les indices Pral sont situés entre -3 et + 3 mEq. Bien qu'en théorie ces aliments soient peu acides, en naturopathie nous considérons que votre capacité à alcaliniser votre organisme grâce à ces aliments dépend de votre vitalité. Si vous êtes fragilisé, neutraliser ces acides, les transformer en gaz carbonique et les rejeter via vos poumons sera plus délicat.

→ **Les agrumes :** cette famille est à prendre avec des pincettes. Par exemple, le citron est un fruit alcalinisant malgré sa richesse en acide citrique (et son goût acide). Il est le parfait exemple illustrant la différence entre un aliment acide et un aliment acidifiant. Ainsi, le pouvoir alcalinisant de ce fruit agira différemment selon les organismes. Voilà pourquoi la cure de jus de citron, prise tous les matins à jeun, ne réussit pas à tout le monde.

→ **Les légumineuses :** grâce à leur richesse en acides aminés, elles sont une alternative aux protéines animales. Leurs apports en calcium et magnésium leur permettent d'être moins acidifiantes que les œufs, les poissons ou les viandes.

→ **Certains produits céréaliers :** qu'elles soient raffinées ou complètes, les céréales sont plus acidifiantes que les pommes de terre ou les patates douces.

Les aliments acidifiants

Ce sont ceux dont les indices Pral sont supérieurs à +3 mEq. Riches en minéraux acidifiants comme le chlore, le soufre ou le phosphore, ils génèrent respectivement de l'acide chlorhydrique, sulfurique et phosphorique qui acidifient votre terrain.

→ **Les oléagineux :** très riches en protéines (20 g de protéines pour 100 g de graines), ces aliments sont acidifiants, malgré leur richesse en micronutriments alcalinisants. Les oléagineux restent tout de même intéressants pour leurs apports en oméga-3, anti-inflammatoires.

→ **Certains produits céréaliers :** maïs, seigle, blé, avoine, épeautre sont très acidifiants.

→ **Les œufs :** le blanc est moins acidifiant que le jaune (+2,25 mEq pour +19,10 mEq), et ce, quel que soit le type de cuisson des œufs. Ils restent intéressants pour leurs apports en oméga-3, à condition que le jaune soit consommé cru, au plat ou à la coque et que les poules aient été élevées à l'extérieur grâce à une alimentation riche en vers de terre.

→ **Les produits de la mer :** riches en protéines, ils sont très acidifiants. Les poissons gras de petite taille restent tout de même intéressants pour leur apport en oméga-3, à condition qu'ils soient de bonne qualité.

→ **Les viandes rouges et les volailles :** également riches en protéines, elles sont très acidifiantes.

→ **Les fromages :** il s'agit de la famille d'aliments la plus acidifiante et sont donc les ennemis des articulations douloureuses. Cependant, certains produits laitiers à base de laits de vache ou de brebis se rapprochent de la neutralité comme les yaourts nature, les laits nature.

Remarque : retrouvez les indices Pral des aliments cités sur cette double page via le QR-code de la page 30.

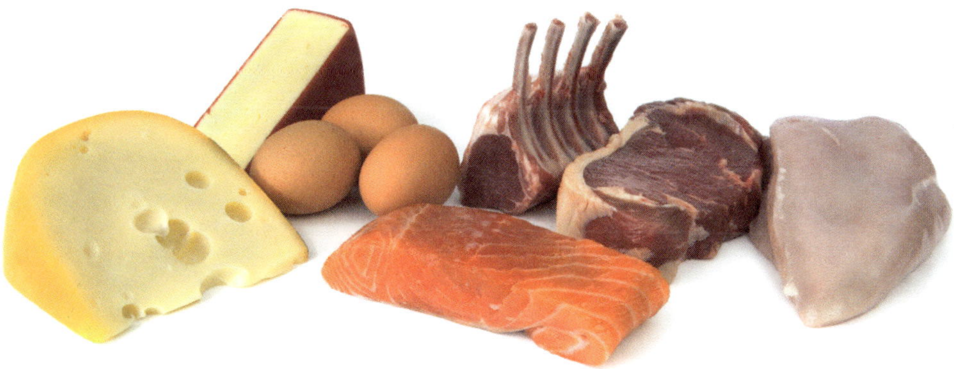

En pratique

Comment s'assurer de la qualité des légumes ?

- Choisissez-les de saison, de culture locale fraîchement récoltés, et si possible bio (du «vrai bio», pas du bio d'Espagne ou d'Italie). Oubliez ceux qui ont voyagé, même s'ils sont vendus en boutiques bio.
- Consommez-les rapidement pour profiter de leurs bienfaits. Intéressez-vous à la lactofermentation pour ceux qui restent trop longtemps dans votre frigo.
- Si vous n'avez pas le temps de courir les marchés deux fois par semaine, utilisez des légumes surgelés non cuisinés. Il existe des principes de congélation juste après cueillette qui garantissent la conservation des minéraux.

Comment profiter des apports des légumes ?

- Consommez vos légumes avec leur peau s'ils sont bios.
- Augmentez votre consommation de cuisine crue. L'alimentation dite «vivante» ou «brute» ou «non transformée» n'altère pas la qualité des vitamines et des minéraux. Elle englobe :
  - l'extraction : les jus de légumes et de fruits ;
  - la germination : les graines germées ;
  - la lactofermentation : les choucroutes, cornichons, pickles, etc. ;
  - la déshydratation : les chips de légumes, de fruits, d'aromates.
- Choisissez des cuissons douces, plus respectueuses. Nous les aborderons au chapitre suivant.

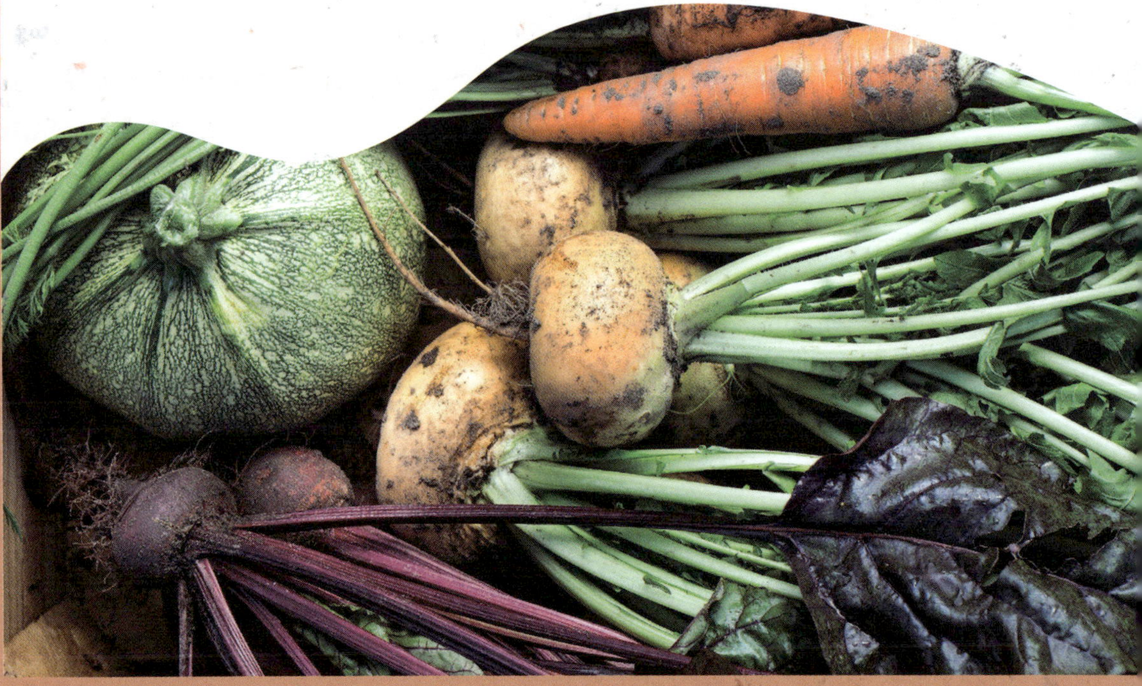

En pratique

Quels sont les produits laitiers à consommer ?

- Les fromages de vache sont les aliments les plus acidifiants. Les yaourts n'ont pas de réel impact sur le pH si votre consommation journalière en aliments alcalinisants est suffisante. Néanmoins si vous avez de l'arthrose, vous devez prendre en compte d'autres facteurs (cf p. 58), comme leur teneur en toxines (hormones de croissance), l'appauvrissement de leurs apports si vos produits laitiers sont pasteurisés, la mauvaise assimilation du calcium, la faiblesse de la lactase (enzyme en charge de digérer le lactose), le sucre des produits laitiers ainsi que la présence de la caséine (protéine des produits laitiers et véritable colle dont on se sert pour coller le papier peint sur les murs et qui encolle les intestins fragiles).

Modérez votre consommation de protéines animales, y compris les produits laitiers et faites en sorte que la moitié de votre bol alimentaire soit composée de légumes, relevés d'épices et d'aromates.

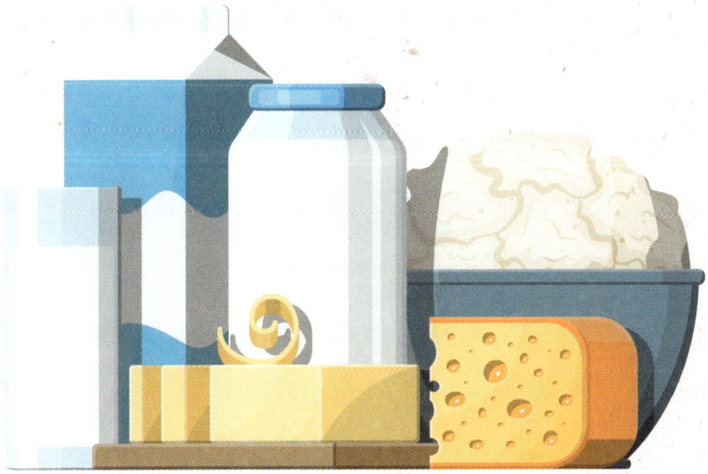

Les cuissons respectueuses

Le mode de cuisson est aussi important que le choix des aliments. La durée et la température choisies peuvent également impacter ces derniers en dénaturant voire en détruisant les nutriments. Voici celles qui sont à éviter :

- les cuissons à température élevée détruisent la vitamine C dès 40 °C, et les minéraux dès 95 °C ;
- les cuissons à l'eau génèrent la fuite des vitamines hydrosolubles (solubles dans l'eau) et des minéraux, sauf si vous consommez le bouillon ;
- les cuissons au four sont souvent trop longues. L'air étant un isolant, les vitamines sont détruites de façon plus importante ;
- les cuissons au micro-ondes modifient la structure des aliments ;
- les cuissons à la cocotte-minute rendent les sels minéraux inassimilables, tuent les enzymes et la plupart des vitamines.

Pour ne pas gaspiller votre énergie et votre argent à acheter des produits de bonne qualité, sans en profiter pleinement, il faut donc miser sur une cuisson respectueuse comme celle à la vapeur douce. Elle préserve vitamines, minéraux et antioxydants. Le vitaliseur est la star de la vapeur douce. Ce cuit-vapeur en acier inoxydable et au couvercle incurvé cuit à basse température, sans pression. Si le prix vous freine, vous pouvez aussi vous contenter d'un faitout et d'un panier vapeur.

Les exceptions ?

- Pour des plats croquants (woks, saisies à vif de courte durée), coupez vos légumes en gros morceaux pour limiter la fuite des vitamines hydrosolubles et des minéraux.
- Pour des compotées, privilégiez les cuissons à l'étouffée, à basse température qui conviennent bien aux légumes.
- Pour les cuissons au four, réglez le thermostat à moins de 100 °C pour conserver vos légumes *al dente*.

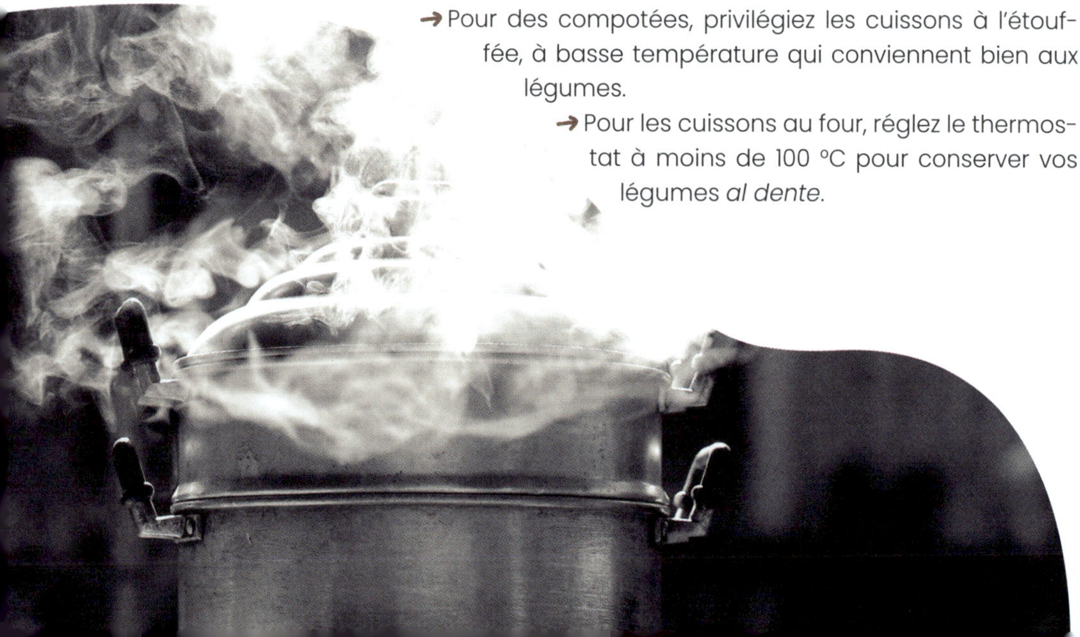

La double casquette de la minéralisation : l'anti-oxydation

Les végétaux comestibles minéralisent, mais la plupart d'entre eux luttent aussi contre les radicaux libres (ou dérivés réactifs de l'oxygène). Ces composés instables formés essentiellement d'oxygène sont ainsi fortement suspectés de contribuer au développement de plusieurs maladies dégénératives des articulations. Ces composés sont générés au cours du fonctionnement de l'organisme, mais leur production est démultipliée par plusieurs facteurs comme la pollution, la fumée de cigarette, l'exposition prolongée au soleil et surtout le stress chronique. La recherche est d'ailleurs unanime quant à son impact sur des personnes souffrant d'arthrose et sur la perception de la douleur arthrosique.

D'autant que l'arthrose est liée à une exposition continue aux radicaux libres. La plupart d'entre eux sont produits par les chondrocytes et sont directement impliqués dans la dégradation du cartilage et du liquide synovial. Apporter des antioxydants freine la production de radicaux libres.

Il existe différents indices qui évaluent le pouvoir antioxydant d'un aliment. L'indice ORAC (*Oxygen Radical Absorbance Capacity*) ou « Capacité d'absorption des radicaux dérivés de l'oxygène » reste le plus populaire. Plus l'indice ORAC est élevé et plus l'aliment est antioxydant. Une alimentation normale compte en moyenne 2000 unités ORAC par jour. En cas d'arthrose, l'objectif est d'atteindre 3000 à 5000 unités ORAC chaque jour afin de réduire le stress oxydatif.

Vous pouvez retrouver un tableau récapitulant l'indice ORAC des aliments les plus courants, en scannant le QR-code ci-dessous :

FOCUS

Pour un apport supplémentaire de minéraux

→ La prêle des champs dont l'efficacité provient de sa grande teneur en silice (acide salicylique), est une substance qui intervient dans la formation du tissu conjonctif en stimulant la production de collagène et d'élastine. C'est l'une des plantes les plus riches en minéraux, cofacteurs permettant la formation du collagène. La prêle des champs reminéralise et augmente la mobilité articulaire. Diurétique, elle nettoie le cartilage (comme les infections urinaires). Elle contient aussi des flavonoïdes, anti-radicalaires.

Posologie : elle dépend de sa forme galénique. Vous la trouverez en infusion, en décoction, en teinture-mère et en extraits normalisés (qui restent la forme la plus efficace).

→ Le silicium G5 est la forme de silicium organique la mieux assimilée par l'organisme (sans les autres vertus de la prêle).

Posologie : elle dépend du laboratoire. Il est conseillé de prendre entre 20 et 50 mg par jour, l'estomac vide, à distance des repas (au coucher par exemple) pour une meilleure assimilation. Gardez la dose de silicium en bouche pendant quelques dizaines de secondes avant d'avaler. Idéalement, une cure de 3 mois est recommandée au printemps ou en automne.

Contre-indications : femmes enceintes, allaitantes, personnes présentant des problèmes cardiaques ou rénaux et en cas d'hypersensibilité aux substances actives.

→ Le plasma de Quinton est de l'eau de mer prélevée au large de l'océan, à 30 mètres de profondeur, au cœur de tourbillons formés par les courants marins, des « vortex » dans lesquels se concentre le « phytoplancton » riche en minéraux marins, particulièrement biodisponibles, parfaitement assimilables – contrairement aux formes inorganiques. Une fois extraite, l'eau passe par une double microfiltration stérilisante à froid avant sa mise en conditionnement. Les analyses réalisées pour s'assurer de sa conformité font état de la présence de pas moins de 78 minéraux et oligoéléments.
Il existe deux formes : hypertonique et isotonique. La première est la plus riche en minéraux et comble les carences ioniques et minérales de l'arthrose et de l'ostéoporose (tout comme la fatigue chronique, la dépression, l'épuisement et la récupération sportive).

Posologie : commencez progressivement par de petites quantités les 3 premiers jours : 50 à 100 ml, le matin à jeun ou 30 minutes avant le déjeuner ou le dîner.

FOCUS

Si vous la tolérez bien, vous pouvez augmenter jusqu'à 200 ml en 2 prises. Si le goût est trop salé pour vous, il est possible de la diluer avec de l'eau pure.

Parmi toutes les marques, préférez un Quinton conservé dans des bouteilles en verre (les contenants en plastique étant attaqués par l'eau de mer), qui n'a pas été chauffé ni ionisé, puisé en France avec des bateaux (et non des plateformes).

⊘ Contre-indications : femmes enceintes, allaitantes, personnes souffrant d'insuffisance rénale, d'œdèmes, de problèmes d'hypertension ou cardio-vasculaires, ou suivant un régime sans sel.

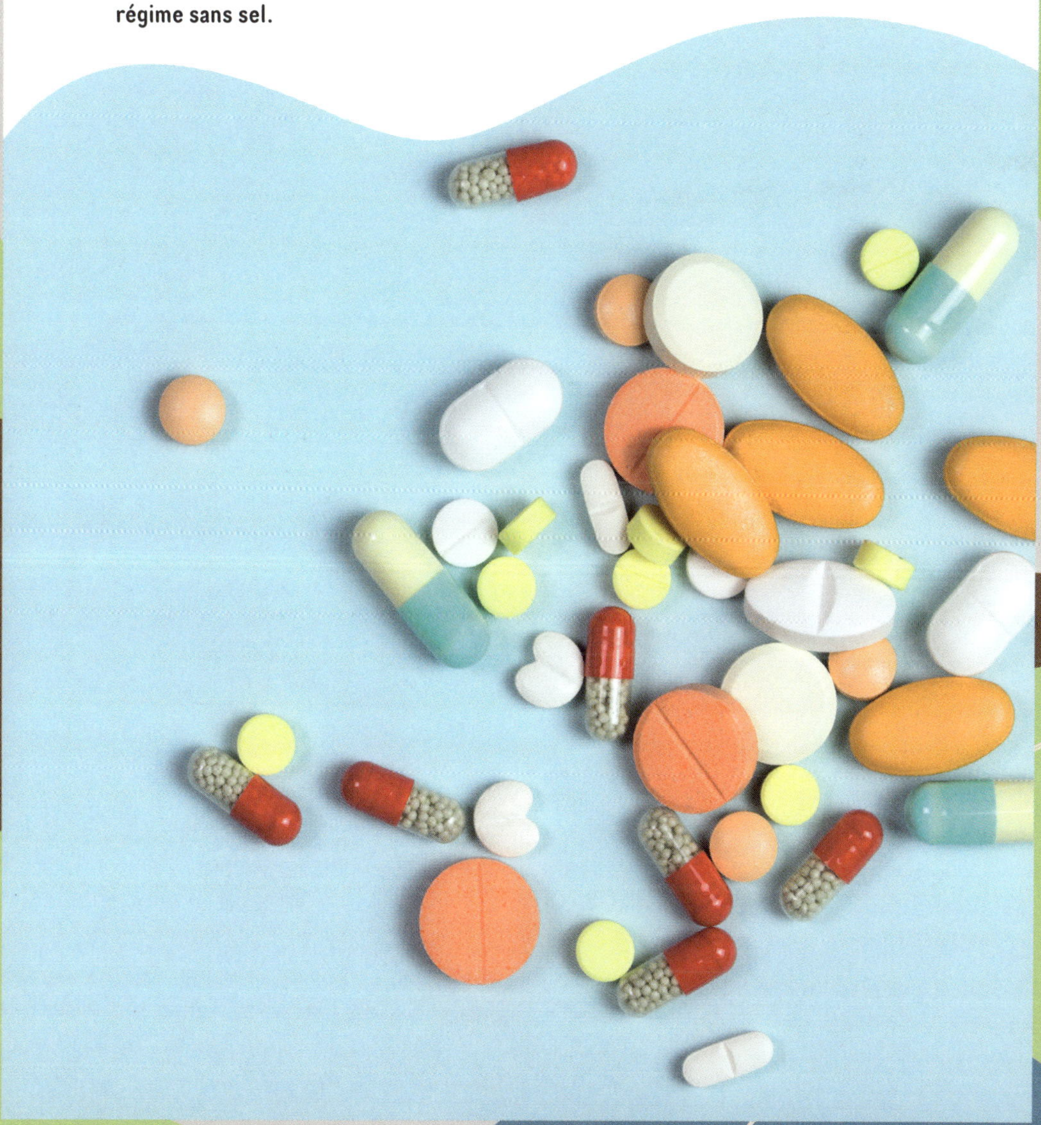

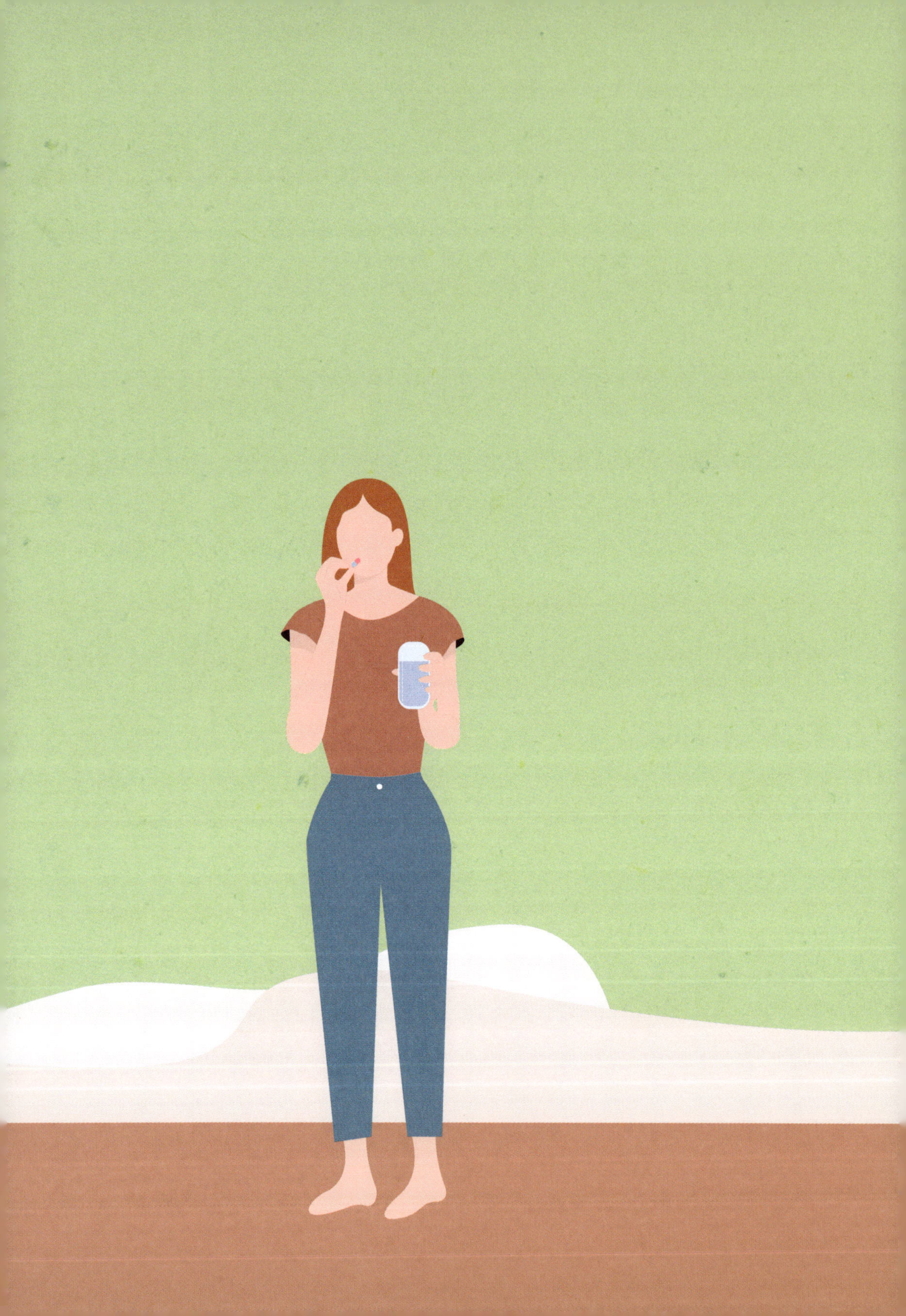

JE SOIGNE LA CAUSE
DE MON ARTHROSE

SEMAINE

3

ET SI MON STRESS ÉTAIT RESPONSABLE ?

Les deux premières semaines du programme ont apporté des réponses symptomatiques à votre arthrose en proposant des solutions pour diminuer la douleur et rééquilibrer votre organisme pour éviter qu'elle ne réapparaisse. Cette troisième semaine apporte une orientation holistique : et si vous envisagiez votre arthrose comme l'arbre qui cache la forêt ?
La naturopathie part du principe que chaque manifestation de votre corps est une invitation à prendre soin de vous. L'arthrose – sauf en cas d'accident, de fracture ou d'entorse mal soignée – ne tombe pas du ciel. Tous les systèmes de votre corps sont évidemment liés; il faut donc aller à la racine de votre arthrose. Hippocrate disait : « *Si tu veux être un bon médecin, cherche la cause première et traite-la. Si tu veux être un meilleur médecin, cherche la cause de la cause et traite-la* ». Soyez donc votre meilleur médecin car la seule personne à pouvoir prendre soin de vous, c'est vous.

Premièrement, nous allons traiter un fait qui touche tout le monde dans notre société moderne. Le stress est partout et son mécanisme est simple : lors d'un événement stressant, vos glandes surrénales libèrent du cortisol (la principale hormone du stress) qui augmente la quantité de sucre sanguin disponible pour vous donner l'énergie nécessaire afin de combattre ou fuir. Des cytokines pro-inflammatoires sont libérées pour lutter contre ce stress. Une fois celui-ci neutralisé, les cytokines reviennent à leurs niveaux de base. Les intentions du cortisol sont donc louables car il vous aide à réagir. Mais quand le cortisol reste présent trop longtemps dans votre organisme à la suite d'un stress chronique, l'inflammation s'installe de deux manières :

- → **De façon directe :** les cytokines peuvent circuler jusqu'aux tissus musculaires et espaces articulaires. Elles jouent aussi un rôle dans la perception de la douleur en abaissant son seuil. Vous devenez plus sensible.
- → **De façon indirecte :** le cortisol augmente l'acidité, ce qui nuit à votre équilibre acido-basique et donc à votre flore intestinale. Une porosité s'installe, laissant passer plus de substances alimentaires, ce qui génère des cytokines entretenant l'inflammation des chondrocytes, qui n'arrivent plus à renouveler votre cartilage.

Résultat : vous avez mal, vous limitez vos mouvements, vous ne fabriquez plus d'endorphines, vous vous inquiétez, vous stressez, etc. Voici plusieurs solutions pour éloigner le stress.

Je fais appel aux plantes adaptogènes

Le pouvoir de ces plantes a été découvert par un chercheur soviétique, Nicholai Lazarev, qui, dès le début de la Seconde Guerre mondiale, comprend qu'elles permettent d'enrayer la fatigue des soldats et d'améliorer leur résistance, leurs capacités physiques et mentales. Traditionnellement d'origine indienne ou asiatique, ces végétaux régulent le cortisol et permettent à votre organisme de répondre de façon appropriée. Deux d'entre eux ont, en plus, une action anti-inflammatoire.

→ **L'ashwagandha** (ginseng indien), en plus de son action anti-inflammatoire et anti-arthritique, lutte contre le stress, la nervosité, la fatigue intellectuelle, favorise la mémorisation, aide pendant les périodes de convalescence, stimule la libido, relaxe les muscles et le corps, améliore les troubles du sommeil.

Posologie : l'extrait sec est la forme la plus efficace si les gélules contiennent 100 % d'ashwagandha et au moins 5 % de withanolides, ses principes actifs.

Contre-indications : femmes enceintes, allaitantes, enfants et personnes souffrant d'hyperthyroïdie, de maladies auto-immunes.

→ **Le safran**, en plus de ses propriétés anti-inflammatoires et antioxydantes, agit sur les dépressions légères à modérées.

Posologie : l'extrait sec est la forme la plus efficace. La dose journalière la plus souvent recommandée est 30 mg, à prendre en une (au cours du repas du soir) ou deux prises, durant 4 à 8 semaines. Les effets peuvent être observés dès les premières semaines d'utilisation, mais varient en fonction de la gravité de la dépression. Dans certains cas, des doses plus élevées peuvent être utilisées pendant une courte période.

Contre-indications : femmes enceintes, allaitantes, enfants, personnes allergiques au safran et à ses composants.

Je m'appuie sur les oligoéléments

Les oligoéléments, présents en très petite quantité (en grec, *oligo* signifie «rare») dans le corps humain, assurent une fonction biologique essentielle. Ils déclenchent ou accélèrent les échanges entre cellules, enzymes, hormones et vitamines. Chaque oligoélément possède une influence et des vertus bien particulières sur votre organisme.

→ **La combinaison cuivre-or-argent** est une association qui permet de lutter contre le stress et la fatigue en favorisant l'adaptation à un changement de situation. Elle est ainsi utilisée contre les syndromes dépressifs, en cas d'épuisement nerveux, en période de convalescence et contre les réveils nocturnes vers 3 à 4 heures du matin.

Posologie : formule prise à jeun et/ou à distance des repas, soit un quart d'heure avant, ou deux heures plus tard.

Contre-indications : femmes enceintes, allaitantes, enfants.

→ **Le lithium** agit au niveau des membranes des cellules et dans la transmission de l'influx nerveux. Il est classiquement utilisé contre l'anxiété, l'hyperémotivité, les états dépressifs, la rumination, l'esprit qui cogite sans cesse, les troubles du sommeil (sur le long terme) et les perturbations du rythme biologique (jetlag, horaires décalés…).

Posologie : la solution est prise par voie sublinguale, de préférence le soir au coucher ou éventuellement le matin à jeun ou un quart d'heure avant un repas.

Contre-indications : femmes enceintes, allaitantes, enfants. Si vous prenez également d'autres oligoéléments dans la journée, alternez les prises afin d'éviter les interactions.

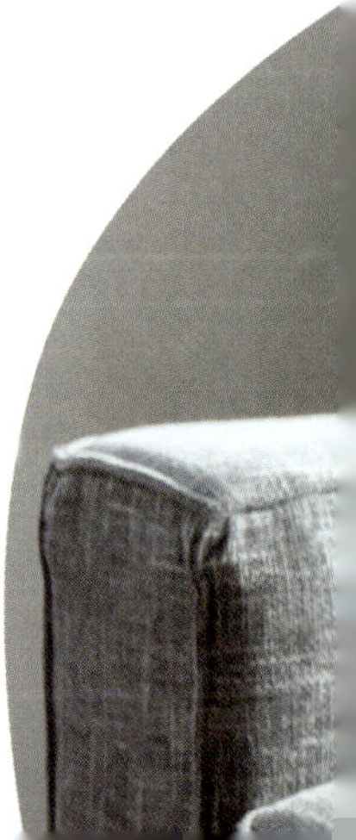

Je mise sur la cohérence cardiaque

La variabilité cardiaque correspond au temps qui s'écoule entre deux battements de cœur. Son amplitude témoigne d'une bonne capacité d'adaptation et d'une bonne santé. Plus l'amplitude est élevée, plus votre capacité d'adaptation est grande. La cohérence cardiaque est une technique de respiration qui optimise cette amplitude. Elle permet à la respiration et au rythme cardiaque de se synchroniser, d'entrer en résonance, afin que le système sympathique (inspiration-accélération du cœur, stress) ne prenne plus le pas sur le système parasympathique (expiration-ralentissement du cœur, détente).

> **Méthode :** inspirez sur 6 temps et expirez sur 6 temps par minute, et ce, durant 5 minutes. Cette fréquence permet à la respiration et au rythme cardiaque de se synchroniser, d'entrer en résonance.

Pour davantage d'informations, je vous recommande le livre de David O'Hare, *Cohérence cardiaque 3.6.5.*[3]

Le rythme de cette alternance influence aussi la fréquence de votre résonance cœur-poumon, ce qui entraîne des ondes alpha cérébrales, génératrices d'un état d'éveil calme et attentif, sans stress. Votre cerveau est dupé et ne pense pas que vous êtes soumis à un stress. Vos ruminements sont court-circuités, la charge émotive s'atténue, une réflexion sereine devient possible.

3. Éditions Thierry Souccar, 2019.

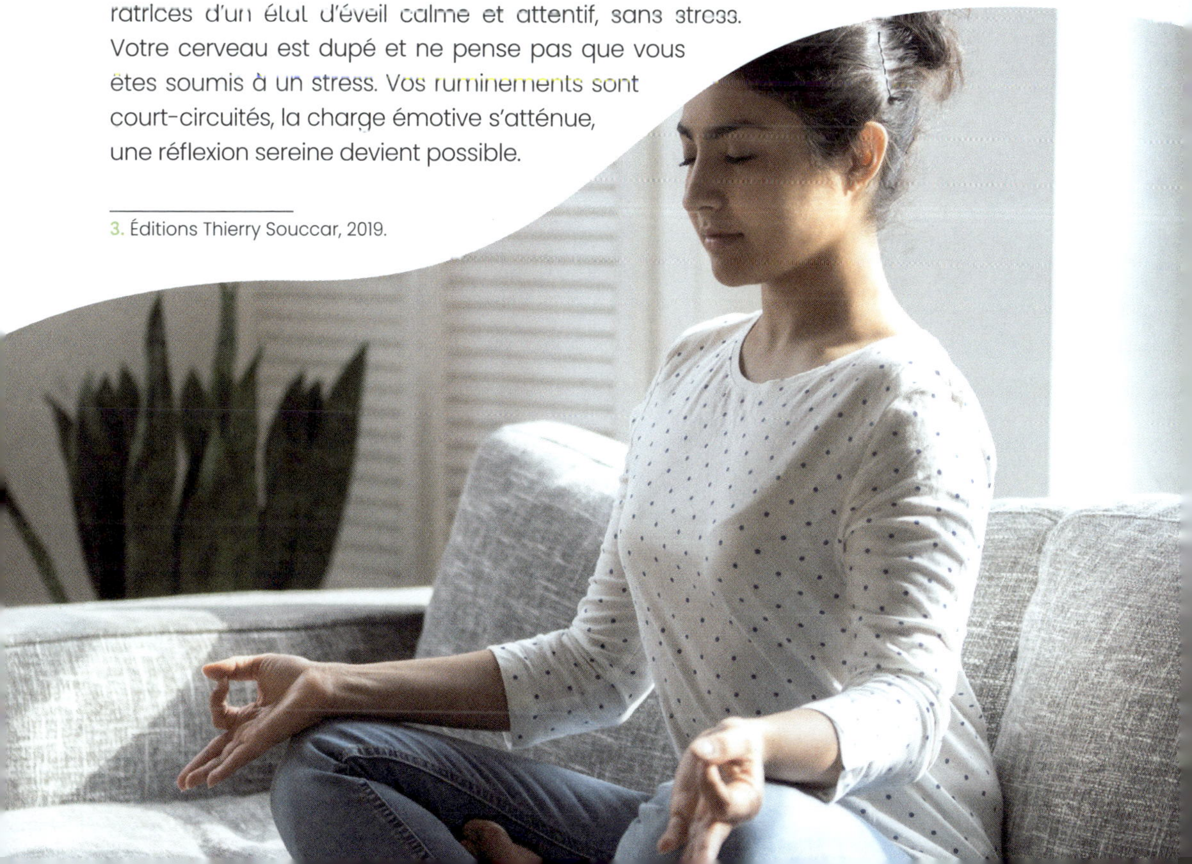

Je soutiens mon organisme avec la sérotonine

La sérotonine est considérée comme l'hormone du bonheur, du lâcher-prise. Elle est d'autant plus importante qu'elle se transforme en fin de journée en mélatonine, l'hormone du sommeil. Pour fabriquer de la sérotonine, vous avez besoin de tryptophane, un acide aminé dit « essentiel », que l'organisme ne peut pas synthétiser. Il faut vous le procurer via votre assiette et au bon moment.

Méthode : consommez une source de protéines lors du petit déjeuner et du déjeuner. Sans elles, pas de tryptophane, de sérotonine, de mélatonine, ni de muscles pour soutenir vos articulations.

→ Les protéines d'origine animale

- Œufs de préférence à la coque ou au plat (pour les oméga-3 contenus dans le jaune resté cru), de bonne qualité c'est-à-dire de poules élevées en plein air (bio avec le label Bleu-Blanc-Cœur).
- Charcuteries (avec modération) : jambon cru ou cuit du boucher (sans nitrite donc pas de couleur rose comme dans les supermarchés), speck, bresaola, filet de dinde (bio avec le label Bleu-Blanc-Cœur).
- Poissons gras : sardine, anchois, maquereau, foie de morue, hareng, saumon et truite (fumés aussi).
- Poissons maigres : colin, cabillaud, merlan, lieu noir, merlu blanc, sole, raie, lotte...
- Fruits de mer : crevette, crabe, bigorneau, huître, moule, coquille Saint-Jacques, calamar...
- Fromages et yaourts de chèvre ou de brebis nature et sans sucre ajouté (avec modération).

→ Les protéines d'origine végétale

- Légumineuses : lentilles, pois chiche, haricots (blanc, rouge), petit pois, fève (cuisson après trempage de 24 heures – 1 verre de légumineuses crues dans 2 verres d'eau) ;
- Soja et ses dérivés : tofu soyeux, protéine de soja déshydraté, tofu lactofermenté ;
- Oléagineux non salés, non grillés : amande, noisette, noix (de Grenoble, de macadamia, du Brésil, de pecan), graines (tournesol, sésame, lin, courge), pignon de pin. Le tout à croquer, à boire ou à tartiner en purée.
- Graines de chia : à faire tremper la veille dans une boisson végétale (coco, amandes...) avec une poignée d'oléagineux ou deux cuillères à soupe de purée d'oléagineux.

- Graines de chanvre : à mélanger à un yaourt ou un verre de boisson végétale.
- Champignons frais ou déshydratés comme le shiitaké.
- Algues : dulse, nori, wakamé, haricot de mer, laitue de mer, kombu, aramé, spiruline, klamath frais ou déshydratés ou en tartare (en boutique bio).
- Desserts végétaux (soja, amande, coco) nature sans sucre ajouté.
- Faux-mages à base de boisson végétale, généralement de noix de cajou.

Je modère, voire j'oublie les glucides

Les sautes d'humeur, les angoisses, l'irritabilité et le stress incontrôlé sont très souvent dus à des baisses de glycémie (taux de glucose dans le sang) à cause des glucides. À chaque fois que vous en consommez, vous élevez votre taux de sucre sanguin. Le pancréas sécrète alors de l'insuline pour équilibrer ce taux, ce qui induit une hypoglycémie réactionnelle qui met à rude épreuve votre organisme. Votre corps – qui se sent plus vulnérable – va alors fabriquer du cortisol (hormone du stress). Deux heures après cette hypoglycémie réactionnelle, votre organisme va vous solliciter à nouveau pour consommer des glucides, et donc le même schéma se reproduit…

D'autant que si vous êtes concerné par la gestion du stress, votre palais est généralement plutôt sucré. En manque de sérotonine (créé par le stress), votre cerveau finit par vous inviter à trouver un apaisement artificiel, dans le chocolat ou les sucreries (en gros, des glucides). Le mot « glucide » vient du grec *glukus* qui signifie « doux ». Des plantes telles que le gymnema, le griffonia peuvent vous aider à réguler vos pulsions sucrées.

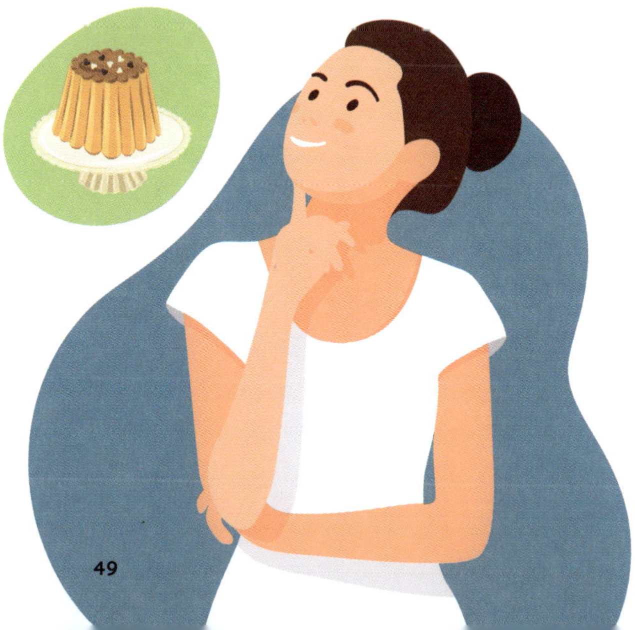

ET SI MON SOMMEIL ÉTAIT RESPONSABLE ?

La santé de vos articulations dépend de la qualité de votre sommeil.

- → **La journée, vous êtes en acidose.** Le simple fait de respirer, bouger, digérer, implique la fabrication de nombreux acides qui vont être stockés.
- → **La nuit, vous êtes en alcalose.** Votre corps relargue ces acides via les organes émonctoires (foie, intestin, poumons, reins, peau) qui éliminent les déchets du corps. Voilà pourquoi au réveil, urine, haleine et odeurs corporelles sont fortes.

Pour qu'il y ait alcalose, deux conditions sont à réunir : avoir digéré et dormir. Si vous passez la nuit à cogiter, avec des réveils fréquents ou des insomnies et/ou à digérer parce que votre dîner a été consommé tard et qu'il était trop lourd (avec des protéines animales ou des graisses saturées), votre corps restera en état d'acidose. S'il s'agit d'une exception, ce n'est pas grave, mais si c'est un schéma courant, votre organisme finit par mettre en place un système régulateur. Il va chercher les minéraux alcalins dans vos réserves que sont le cartilage, les dents, les ongles et les cheveux. Nuit après nuit, mois après mois, année après année, vos réserves minérales sont pillées et s'installe une acidose chronique, terrain parfait pour l'arthrose.

Je transforme la sérotonine en mélatonine

Le sommeil réparateur est celui qui vous donne le sentiment d'être en pleine forme au réveil. Il dépend de la mélatonine (hormone du sommeil). Cette dernière est synthétisée à partir de la sérotonine, qui dérive elle-même du tryptophane, un acide aminé que vous trouvez dans les protéines animales et végétales.

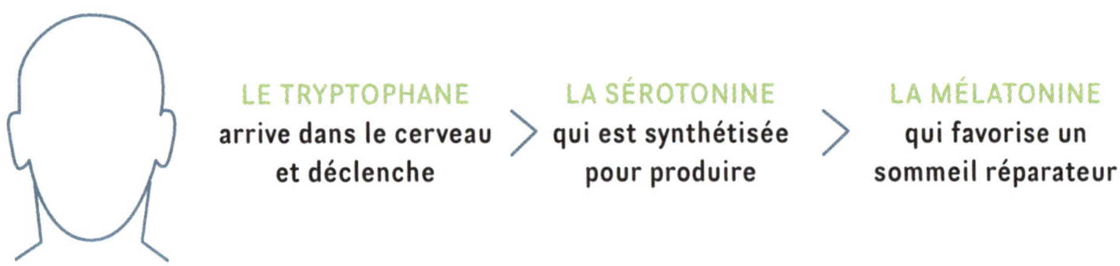
LE TRYPTOPHANE
arrive dans le cerveau et déclenche
LA SÉROTONINE
qui est synthétisée pour produire
LA MÉLATONINE
qui favorise un sommeil réparateur

La transformation de la sérotonine en mélatonine s'effectue essentiellement dans votre cerveau. Plus votre corps aura produit de sérotonine dans la journée, plus la quantité de mélatonine sécrétée sera importante. Ce qui veut dire que la mélatonine ne tombe pas du ciel au moment de vous coucher et qu'un sommeil de qualité se prépare dès le matin. Si, dans la journée, vous ne consommez pas assez d'aliments riches en tryptophane, vous n'aurez pas assez de sérotonine pour fabriquer de la mélatonine.
Pour favoriser cette transformation, il faut consommer des vitamines B (B3, B6 et B9) qui favorisent la conversion de la sérotonine en mélatonine. Vous les trouvez dans les céréales (blé, riz, orge, millet, avoine, sarrasin...).

Méthode : consommez-les semi-complètes ou complètes et cuites *al dente*, le soir pour mieux dormir. Si vous consommez des céréales raffinées, vous retombez dans le piège de l'hypoglycémie réactionnelle et qui compromet un sommeil réparateur. Alternez les céréales avec gluten (blé, orge, épeautre, kamut, avoine) et celles sans ou peu de gluten (riz, petit épeautre, millet, sorgho, fonio) et les pseudos-céréales (quinoa, sarrasin, amarante, teff).

À SAVOIR

Il est important de faire tremper les céréales avant de les cuire car leurs fibres contiennent un grand nombre de facteurs antinutritionnels qui vont bloquer l'absorption de certains acides aminés ou de certains minéraux.

Amarante = 5 heures de trempage	**Millet** = 5 heures de trempage
Avoine = 8 heures de trempage	**Riz** = 10 heures de trempage
Blé = 10 heures de trempage	**Sarrasin** = 6 heures de trempage
Épeautre = 6 heures de trempage	**Seigle** = 8 heures de trempage

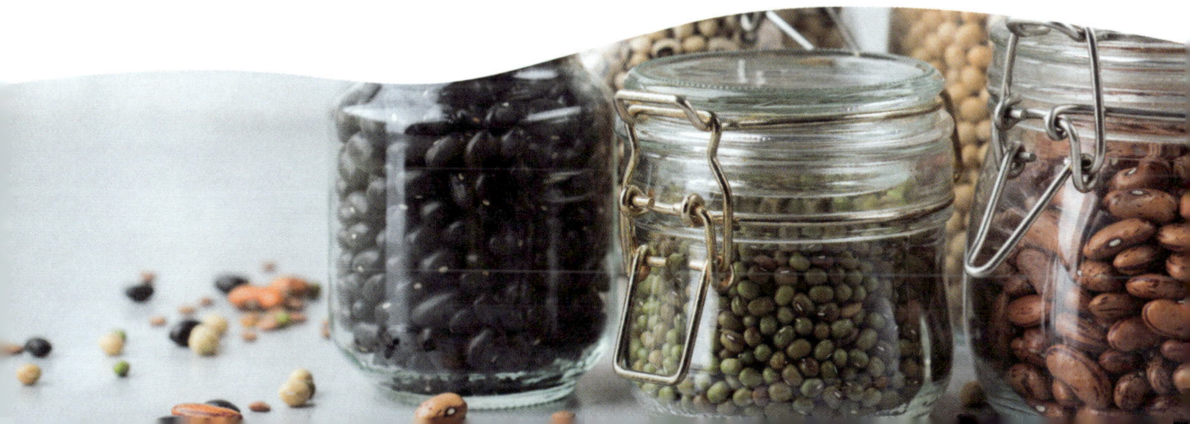

Je facilite ma digestion

Pour ne pas passer la nuit à digérer, il y a quelques conseils simples à mettre en place :

- Limitez vos apports de protéines animales comme végétales ainsi que les graisses, le soir. La solution aux repas tardifs est de préférer des aliments qui se digèrent rapidement (inférieurs à 2 h).
- Favorisez une assiette végétale composée de légumes et de céréales non raffinées.
- Évitez la menthe et l'alcool qui entraînent des sécrétions d'adrénaline et stoppent la sécrétion de mélatonine. L'alcool nécessite un gros travail digestif, surtout pour le foie. L'éthanol est converti en acétaldéhyde, une molécule toxique qui doit donc être éliminée, d'où le temps de digestion qui s'allonge.
- Ne vous endormez pas après avoir dîné. En position allongée, la nourriture aura du mal à se diriger vers les intestins, ce qui ralentira la digestion. Une petite marche de 10 à 15 minutes est idéale.
- Ne terminez pas par un fruit car il fermentera ensuite dans vos intestins.

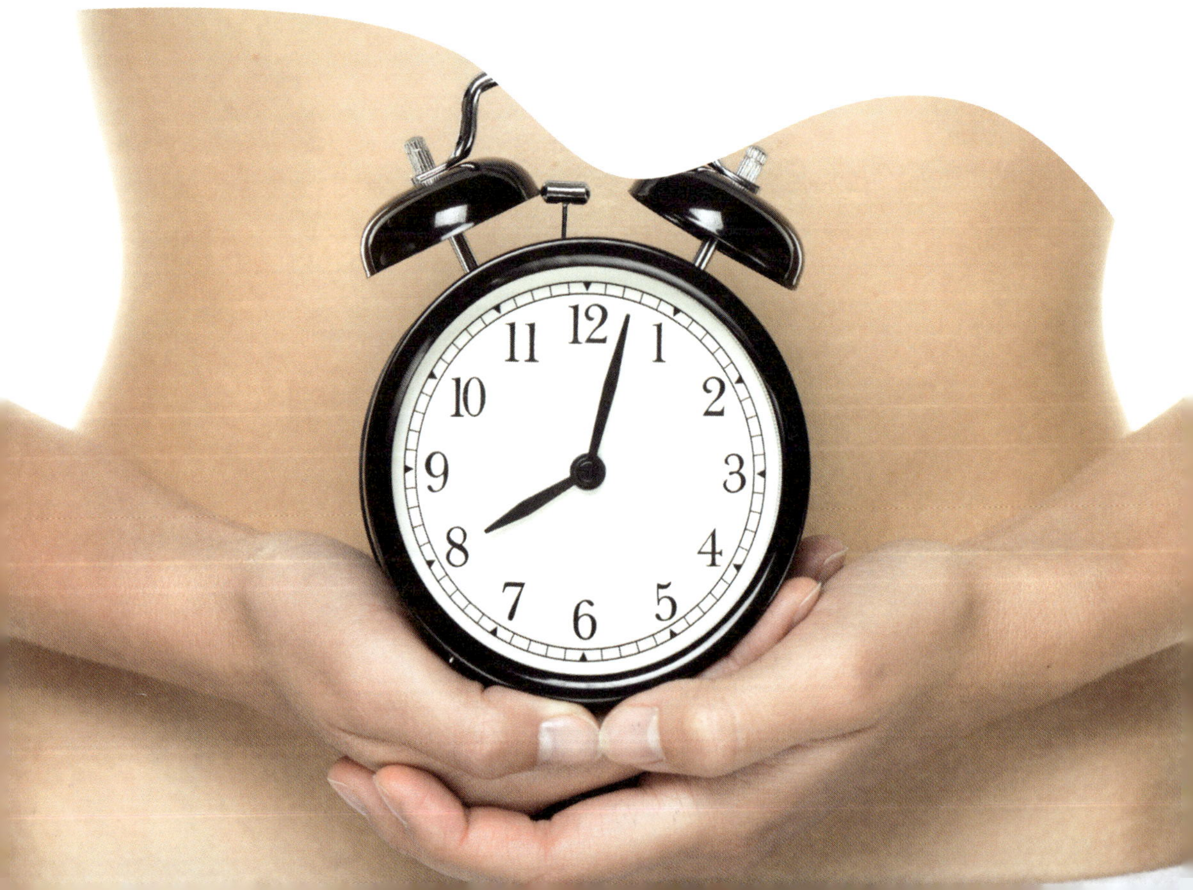

Temps de digestion des aliments

POISSONS BLANCS	40 minutes
LÉGUMES VAPEUR : COURGETTE, BROCOLI, CHOU-FLEUR, HARICOT VERT	40 minutes
ŒUFS	40 minutes
LÉGUMES RACINES : CAROTTE, BETTERAVE, PANAIS, NAVET	50 minutes
LÉGUMES CRUS : SALADES, TOMATES, CONCOMBRE, CÉLERI, POIVRONS	60 minutes
FÉCULENTS : POMMES DE TERRE, PATATES DOUCES, IGNAME, CHÂTAIGNES	60 minutes
POISSONS GRAS	60 minutes
CÉRÉALES : RIZ BRUN, MILLET, SARRASIN, AVOINE	90 minutes
LÉGUMINEUSES : LENTILLES, SOJA, POIS CHICHE	90 minutes
PRODUITS LAITIERS	90 minutes à 2 heures
GRAINES : NOIX, AMANDE, NOISETTE	90 minutes à 2 heures
POULET ET DINDE	2 heures
BŒUF	4 heures
PORC	5 heures

À l'issue de cette phase de digestion, les aliments réduits en bouillie par les sucs gastriques passent dans l'intestin grêle afin que les nutriments indispensables à l'organisme soient absorbés. Une autre période de 7 heures est nécessaire pour que les résidus alimentaires passent ensuite dans le côlon et descendent peu à peu vers le rectum où ils resteront pendant au moins 6 heures avant d'être évacués.

Je favorise mon sommeil

Grâce aux plantes :

→ **L'huile essentielle de lavande vraie ou fine** est utilisée pour les insomnies et troubles du sommeil, et lutte également contre l'irritabilité, le stress, l'anxiété, les angoisses, les états dépressifs et les difficultés émotionnelles.

Posologie : respirez – lentement et profondément – l'huile essentielle directement via le flacon, ou déposez 1 goutte pure sur vos poignets pour inhaler profondément. À effectuer 3 fois par jour, idéalement avant et après votre dîner. Faites une pause d'une semaine après trois semaines d'utilisation. Pour favoriser l'endormissement, déposez quelques gouttes sur le revers de votre col de pyjama ou de votre taie d'oreiller. Elle peut être aussi utilisée en diffusion dans l'air ambiant.

Contre-indications : femmes enceintes, allaitantes, personnes souffrant d'hypotension aiguë.

→ **L'huile essentielle de marjolaine à coquilles** est un anxiolytique puissant grâce à son action directe sur le système nerveux central. Elle inhibe les neurotransmetteurs responsables de l'excitation et, de ce fait, améliore la détente et le sommeil.

Posologie : avant le coucher, respirez – lentement et profondément – l'huile essentielle directement via le flacon, et posez 1 goutte pure sur vos poignets pour inhaler profondément. Pour favoriser l'endormissement, déposez 1 goutte sur le revers de votre col de pyjama ou de votre taie d'oreiller. Faites une pause d'une semaine après trois semaines d'utilisation. Elle peut aussi être utilisée en diffusion dans l'air ambiant.

Contre-indications : femmes enceintes, allaitantes, personnes souffrant d'hypotension aiguë.

→ **L'eschscholtzia** est utilisée pour traiter les troubles du sommeil, les difficultés d'endormissement, les réveils nocturnes, le sommeil agité, les cauchemars récurrents.

Posologie : elle dépend de sa forme galénique. Il est disponible en infusion, en teinture-mère, en extraits fluides et en gélules d'extraits secs (restent le plus efficace).

Contre-indications : femmes enceintes, allaitantes, enfants et personnes sous antidépresseurs (IMAO ou IRS) et traitement antihypertenseur.

→ **La valériane** favorise l'endormissement et améliore la qualité du sommeil, en particulier pendant les phases de sommeil léger. Son acide valérénique inhibe la transmission des informations entre certains neurones et réduit l'anxiété, aide à retrouver équilibre mental et joie de vivre, soulage les sentiments de tristesse et de mélancolie, réduit les troubles du comportement.

Posologie : elle dépend de sa forme galénique. Disponible en infusion, en teinture-mère, en extraits fluides et en gélules d'extraits secs (restent le plus efficace).

Contre-indications : femmes enceintes, allaitantes, enfants et personnes sous hypnotiques, anxiolytiques, somnifères et médicaments psychotropes et souffrant du foie.

La gestion du stress ne peut s'envisager sans mouvement, et cela tombe bien car c'est aussi le cas d'un système articulaire en forme. Rendez-vous en semaine 4, p. 75.

Grâce à un environnement propice :

- Évitez de chauffer votre chambre à coucher car la température idéale pour dormir se situe aux alentours de 18 °C.
- Évitez de terminer votre journée avec des écrans (télévision, tablette, ordinateur, smartphone), car c'est la meilleure manière de bloquer la sécrétion de mélatonine et, de ce fait, retarder la venue du sommeil.
- Éliminez toute pollution lumineuse de la chambre à coucher (réveils, smartphone, lumières extérieures).

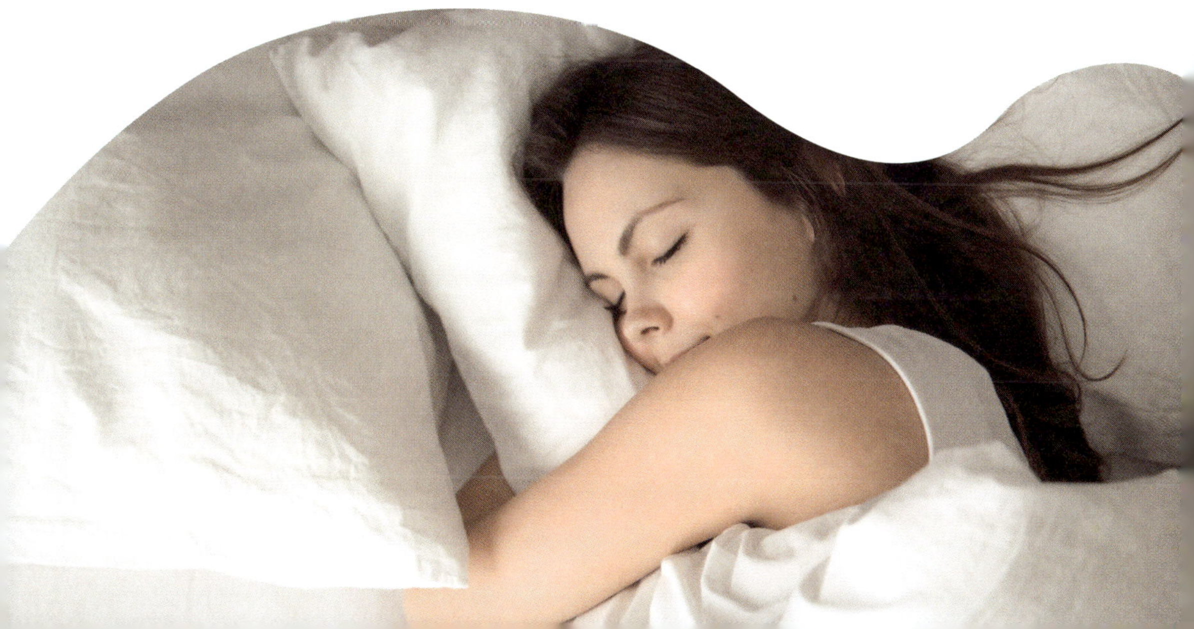

ET SI MES INTESTINS ÉTAIENT RESPONSABLES ?

Le lien entre la santé intestinale, celle du microbiote et l'arthrose est de plus en plus étudié. Le microbiote intestinal, notamment via son rôle dans l'inflammation systémique de bas grade, pourrait être impliqué dans la destruction articulaire et la douleur arthrosique. Une dysbiose intestinale (déséquilibre du microbiote) favorise l'inflammation, et la fabrication des cytokines qui entretiennent l'inflammation des chondrocytes.
Il existe un lien entre la dysbiose intestinale et la progression structurelle de l'arthrose. Par exemple, dans la gonarthrose, l'abondance de streptocoques dans le microbiote intestinal est associée à l'intensité de la gonalgie. Il a été également prouvé que la présence de *Bifidobacterium longum CBi0703* retarde la progression des lésions du cartilage.

J'apprends à bien mâcher

Après l'amélioration de la gestion du stress, la mastication arrive en deuxième position pour (re)trouver une bonne santé intestinale. Elle vous permet de :

→ **Respectez vos enzymes :** la bouche, l'œsophage et l'estomac servent à préparer l'absorption de la nourriture par votre intestin grêle. Mâcher participe à la digestion : 40 % de la prédigestion des glucides s'effectuent lors de la mastication. Ne pas mâcher revient à snober les enzymes qui bossent pour vous dans votre bouche (qui effectuent 40 % du travail) et d'ordonner à celles situées plus bas, dans votre intestin, d'effectuer le job non accompli, en plus du leur (60 % restants). Cette maltraitance est néfaste pour vous et pour elles.

→ **Optimisez l'assimilation :** plus vous mâchez, plus le bol alimentaire est profitable pour vous et mieux vous assimilez les nutriments. En effet, la mastication casse les fibres qui structurent la nourriture et supprime l'enveloppe de protection des aliments. Les enzymes accèdent alors plus facilement aux nutriments, qui seront ensuite mieux assimilés par vos cellules.

→ **Protégez votre organisme des acides :** un aliment bien mastiqué est digéré par votre estomac sans surproduction d'acides gastriques, ni développement de bactéries potentiellement pathogènes qui peuvent conduire à un reflux gastro-œsophagien, une acidité gastrique et, à long terme, un risque d'ulcère.

→ **Augmentez la satiété :** la mastication déclenche – après une quinzaine de minutes dans votre cerveau –, la libération de l'histamine, un neurotransmetteur qui avertit votre cerveau que la quantité de nourriture absorbée est suffisante et que vous pouvez vous arrêter. L'activation de l'histamine permet aussi de stimuler la combustion des graisses, principalement au niveau abdominal. Plus vous mâchez et plus vous aurez la sensation d'être rassasié rapidement.

En pratique

- → **Prenez le temps de mâcher, idéalement jusqu'à « boire » vos aliments et « mastiquer » vos boissons.**
- → **Ne mangez plus à la va-vite devant votre frigo ou devant votre ordinateur, tablette ou TV.**
- → **Ne vous disputez pas en mangeant.**
- → **Faites des petites bouchées.**
- → **Privilégiez les aliments nécessitant une grande mastication comme les crudités.**
- → **Préférez les petits contenants.**
- → **Posez votre fourchette toutes les deux bouchées en vous demandant ce que vous pourriez enlever ou ajouter à cette assiette, la prochaine fois.**
- → **Pratiquez un peu de cohérence cardiaque avant de débuter votre repas.**
- → **Ajoutez de la conscience à vos repas. Prenez un petit temps de gratitude, et remerciez celui qui a fait pousser vos légumes, remerciez-vous d'avoir pris le temps de choisir vos aliments, de les cuisiner et de les consommer.**

Je modère les « colles » intestinales

Votre santé intestinale est conditionnée par deux composants très appréciés des Français, qui s'apparentent à des « colles ».

→ **Le gluten :** il peut être responsable d'un grand nombre de sensibilités, d'intolérances, voire d'une perméabilité intestinale qui a des conséquences sur les processus inflammatoires. Le gluten est un mélange de deux familles de protéines : les prolamines et les gluténines (ces dernières étant les moins préoccupantes). Les prolamines du blé, de l'épeautre et du kamut s'appellent la gliadine, celle du seigle la sécaline, celle de l'orge l'hordénine. Elles sont difficiles à digérer et toxiques pour les malades cœliaques. D'autres prolamines sont plus simples à digérer comme celles de l'avoine, du maïs, du sorgho, du riz et du millet. Le « blé moderne », à cause de sa haute teneur en gliadine, de ses multiples croisements et mutations, est le moins recommandable. Or, il est malheureusement très présent dans nos habitudes alimentaires (pâtes, pains, pizzas, pâtisseries, biscuits, farines, etc.).

Conseil : modérez votre consommation de blé et alternez entre **céréales avec gluten** (orge, épeautre, kamut, avoine) **et céréales ou pseudos céréales sans ou peu de gluten** (riz, sarrasin, petit épeautre, millet, sorgho, fonio, quinoa, amarante, teff).

→ **La caséine des produits laitiers :** il s'agit de la protéine (*caseus* en latin signifie « fromage ») des produits laitiers (à 80 %). Elle est utilisée en tant que colle pour les étiquettes sur les bouteilles de bière, les meubles ou les papiers peints. Comme cette colle est une protéine étrangère, votre corps va se défendre et créer des anticorps pour la neutraliser. Cette réaction entraîne la sécrétion d'histamine, une production de mucus et surtout des inflammations. La caséine est aussi riche en lysine, un acide aminé essentiel qui favorise la prise de poids. Parmi les aliments les plus riches en caséine, vous trouvez dans l'ordre : le lait (même cru), la famille des yaourts (fromage blanc, faisselle, petits-suisses, etc.), le kéfir de lait, les fromages à pâte dure (comté, emmental, gruyère, parmesan, grana padano, beaufort, abondance, mimolette, cheddar et la plupart des fromages de montagne).

Conseil : ne consommez plus de produits laitiers pendant deux mois. Ensuite, préférez les produits à base de lait de chèvre et de brebis. Ils contiennent moins de caséine (et aussi moins de lactose, moins d'hormones de croissance). Consommez-les idéalement le matin et avec modération.

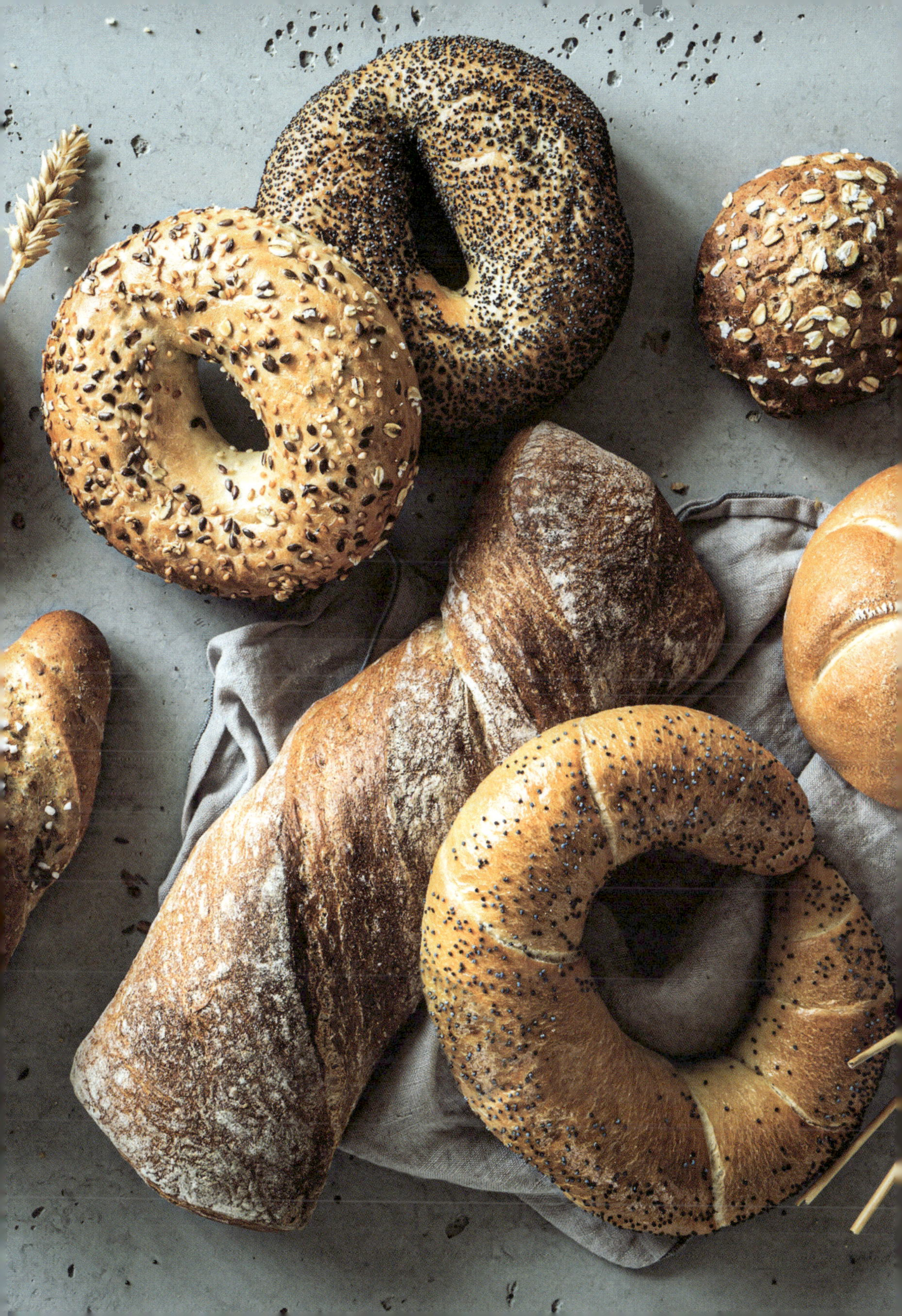

J'évite certaines associations alimentaires

La digestion et l'assimilation des nutriments s'optimisent en prenant en compte le temps et le lieu de digestion de chacun des aliments ainsi que le milieu acido-basique nécessaire à leur transformation. Donc il ne faut pas mélanger n'importe quels aliments entre eux. La moitié de votre énergie journalière est consacrée à la digestion. Cette dissociation permet de faire une économie de cette énergie passée à digérer, et d'augmenter celle dépensée par les activités organiques, physiques et intellectuelles.

- → **Les glucides** (féculents, pommes de terre, céréales – riz, blé, millet, etc.) se digèrent en milieu alcalin, principalement dans la bouche (la salive est alcaline avec un pH 7 à 8) et dans le duodénum (les sucs digestifs pancréatiques sont également alcalins avec un pH 7 à 8). Ensuite, les glucides sont assimilés dans le côlon ascendant droit. Là se forment les fermentations responsables des gaz bruyants et des ballonnements.
- → **Les protéines** (viandes, poissons, œufs, fromages, soja, noix) se digèrent en milieu acide, dans l'estomac, grâce à l'acide chlorhydrique très acide (pH 2 à 4). Une fois transformées, les protéines passeront dans l'intestin grêle pour être assimilées sous la forme d'acides aminés. Ensuite, les protéines sont assimilées dans le côlon descendant gauche. Là se forment les putréfactions, responsables des gaz odorants.

Votre seul estomac ne peut être à la fois alcalin pour les féculents et acide pour les protéines. D'autant que les protéines, plus fragiles, vont être traitées en priorité, et l'acidité engendrée va diminuer ou bloquer la sécrétion de ptyaline, l'enzyme salivaire des féculents. L'amidon va donc attendre patiemment son tour… et commencer à fermenter !

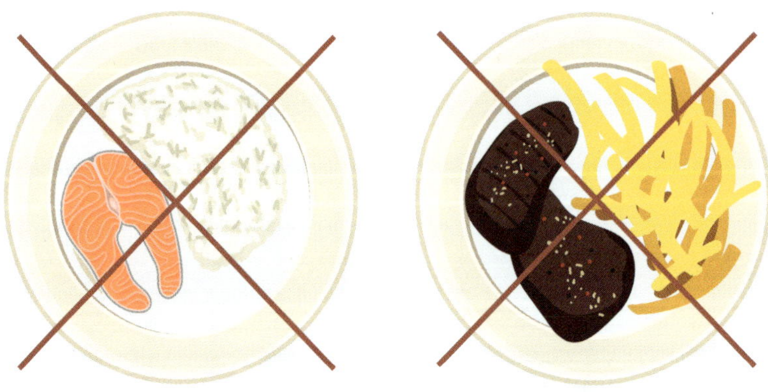

Dissocier les protéines des céréales va à l'encontre des plats couramment proposés par les restaurateurs, des mélanges presque systématiques de poisson ou viande avec du riz ou des pâtes, du jambon avec de la purée, des steaks avec des frites, etc. Pourtant, les dissocier permet une bien meilleure digestion avec moins de ballonnements, de flatulences et de fatigue postprandiale, une meilleure assimilation, un meilleur transit et la fabrication de leptine (hormone de la satiété).

→ **Les fruits** sont des monosaccarides principalement composés de fructose. Ils s'assimilent très rapidement : entre 30 minutes et 1 heure selon les fruits contre 4 heures pour certaines protéines. Les fruits ne transitant plus fermentent, ce qui perturbe votre flore intestinale et irrite votre muqueuse intestinale.

Conseil : souvenez-vous que la santé intestinale a des répercussions sur le foie, mais aussi sur tous les autres émonctoires (peau, poumons, reins), ainsi que sur la sphère émotionnelle. Dissociez pendant quelques jours ou mois, les protéines des féculents et des fruits.

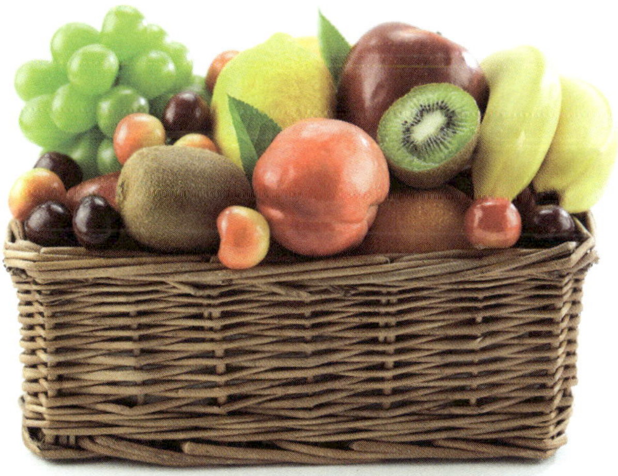

Je nourris mon microbiote

Le lien entre la diversité des hôtes du microbiote et l'arthrose est de plus en plus étudié. Votre microbiote abrite 100 000 milliards de bactéries (entre 500 à 1000 espèces différentes) donc lorsque vous souffrez d'une dysbiose intestinale, cette perturbation de l'écosystème induit :

- une augmentation des espèces pro-inflammatoires : *Lactobacillus spp, Methanobrevibacter spp, Fusobacterium, Faecalibacterium, Stretococcus, Betaproteobacteria…* ;
- une diminution des espèces anti-inflammatoires : *Bifidobacteria, Ruminococcaceae…* ;
- une diminution des acides gras à courte chaîne (AGCC), en lien avec les lésions articulaires, leur progression et la douleur articulaire.

Les femmes sont plus sujettes à l'arthrose que les hommes, et ce, plus particulièrement après la ménopause à cause du manque d'œstrogène. Ce déficit entraîne une perméabilité de l'intestin. Deux conséquences sont alors mises en lumière :

→ **Dans l'intestin :** cela se traduit par l'abondance d'espèces pro-inflammatoires, en lien avec la douleur arthrosique.

→ **Dans le cartilage :** cela se traduit par une augmentation des espèces de mauvaises bactéries dites « gram négatif » : *Escherichia*, *Salmonella*, *Shigella*, *Klebsiella*, *Enterobacter*, *Serratia*, *Proteus*, *Morganella* et *Yersinia*.

Heureusement, la composition du microbiote intestinal peut être modifiée et la dysbiose diminuée. Les facteurs pouvant moduler cela sont le poids, l'activité physique et l'alimentation.

SEMAINE 3

Conseils pour enrichir votre assiette :

- → **Avec des fibres :** amidons résistants, cellulose, pectines des fruits, des légumes, des légumineuses, des noix, des graines et des céréales complètes...
- → **Avec des prébiotiques :** fibres non digérées par l'intestin et qui fermentent dans le côlon, augmentant ainsi la masse bactérienne. Vous les trouvez dans : artichaut, asperge, banane, ail, poireau, oignon, tomate, orge, seigle, chicorée, pissenlit, yaourt et babeurre non pasteurisés, kéfir...
- → **Avec des probiotiques :** micro-organismes vivants qui densifient le microbiote. Ils sont présents dans : kéfir, yaourt, fromage et beurre non pasteurisés, pain, pickles, choucroute, kombucha, kimchi, miso...

Tous ces aliments favorisent la production d'acides gras à chaîne courte par l'intestin, qui contribue à diminuer l'inflammation arthrosique et à prévenir le risque d'arthrose.

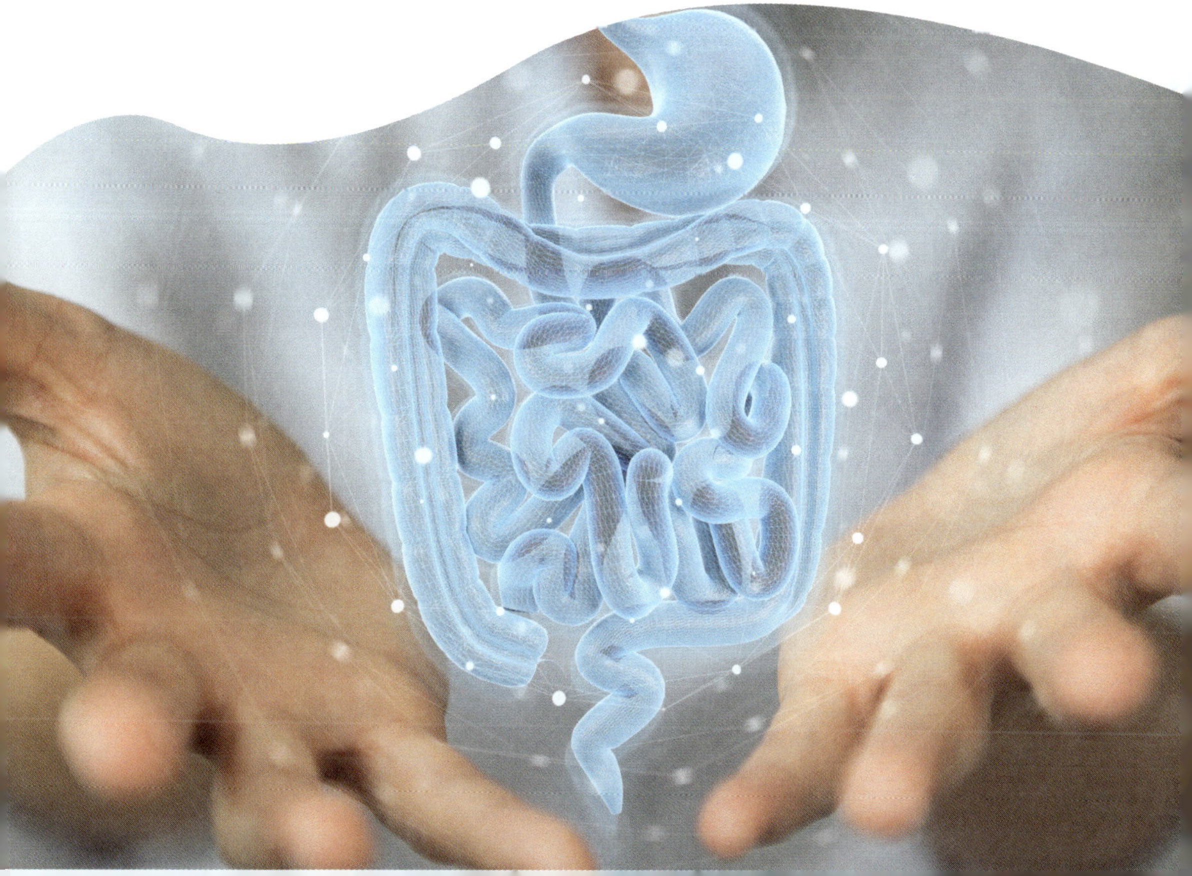

FOCUS

Probiotiques et prébiotiques spécial arthrose

L'administration de certaines souches probiotiques, pendant 6 mois peut stimuler le métabolisme osseux, atténuer la douleur et réduire les réponses inflammatoires de différents troubles musculosquelettiques liés à l'âge, dont l'arthrose. Les souches les plus efficaces pour traiter l'arthrose seraient :

- → *Lactobacillus casei Shirota* (LcS), largement étudié pour son action sur la douleur et la raideur arthrosiques, ainsi que sur l'inflammation articulaire ;
- → *Lactobacillus rhamnosus*, également utilisé pour favoriser la perte de poids ;
- → *Bifidobacterium animalis*, également utilisé pour traiter les dysbioses intestinales ;
- → *Bifidobacterium longum*, également utilisé pour améliorer le transit, le métabolisme des glucides, des lipides et des protéines et l'assimilation des vitamines et des minéraux.

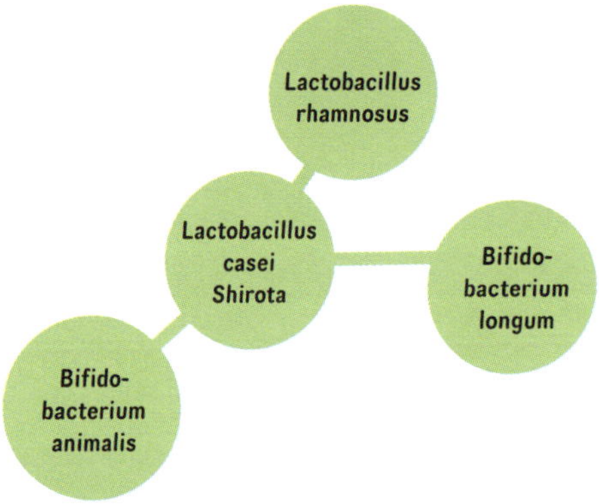

Concernant les prébiotiques, les sulfates de glucosamine et de chondroïtine sont souvent conseillés en cas d'arthrose pour leurs vertus sur le cartilage, et ils pourraient également avoir des effets positifs en permettant d'augmenter le nombre de bactéries bénéfiques chez un arthrosique.

- → Le sulfate de glucosamine est un des constituants primordiaux de la matrice du cartilage. Il permet la synthèse de l'acide hyaluronique, augmente l'action lubrifiante du liquide synovial, réduit les radicaux libres, améliore la circulation sanguine dans les tissus articulaires. De synthèse, elle est extraite du cartilage de requin ou fabriquée à partir d'une substance organique appelée « chitine » issue de la carapace des crustacés (crevettes, langoustines, crabes ou homards).

FOCUS

Posologie : 1 500 mg par jour, si possible scindés en 2 ou 3 prises, durant 6 mois minimum.

Contre-indications : femmes enceintes, allaitantes, personnes diabétiques ou prédiabétiques, asthmatiques, personnes sous antivitamines K, ceux présentant une allergie aux crustacés ou aux insectes et ceux sous surveillance pour les taux de sodium, potassium ou calcium.

→ Le sulfate de chondroïtine bien qu'ayant les mêmes propriétés que le premier, est moins populaire, plus cher et à l'efficacité contestée. De synthèse, il est fabriqué à partir de cartilage issu de la trachée de bovins et de porcs, parfois à partir du cartilage de requins et de poissons.

Posologie : elle varie de 1 000 à 1 200 mg par jour, si possible scindés en 2 ou 3 prises, durant 6 mois minimum.

Contre-indications : femmes enceintes, allaitantes. La chondroïtine doit être utilisée avec prudence en présence d'asthme, de cancer de la prostate ou de problèmes de coagulation.

À SAVOIR

La combinaison glucosamine-chondroïtine serait plus efficace que les anti-inflammatoires nouvelles générations « Célécoxib », plus encore si elles sont associées à de la vitamine C, du MSN et du collagène.

ET SI C'ÉTAIT MON POIDS ?

Tout excès de poids favorise l'apparition de l'arthrose. Les parties du corps les plus touchées par l'arthrose sont les articulations qui vous portent : genoux et hanches. En cas de surpoids, le risque d'une arthrose du genou serait multiplié par 4 à 6, et celui d'une arthrose de hanche par 2,5.
L'excès de poids et de graisse exerce une pression mécanique sur le cartilage – qui peine à fabriquer le liquide synovial –, ce qui génère une inflammation articulaire et des agrécanases (enzymes qui détruisent le cartilage).

Ainsi, la perte de poids calme l'inflammation, améliore la production du collagène, diminue les marqueurs de destruction du cartilage, fait du bien au moral et permet de vieillir en bonne santé. Voici ce que la recherche a observé :

- ➜ une diminution de 5 % du poids initial permet de réduire de 20 % les douleurs et améliore de façon significative la fonctionnalité des articulations ;
- ➜ une diminution de 10 % du poids initial permet de réduire de 50 % les douleurs, et ce durablement, à condition de maintenir à la fois à une bonne hygiène alimentaire et une activité physique régulière.

Comme il est hors de question d'envisager la désuète technique du « manger moins et bouger plus » vouée à l'échec, à la frustration et à l'affaiblissement du métabolisme, envisagez plutôt de ne pas manger moins, mais de manger mieux.

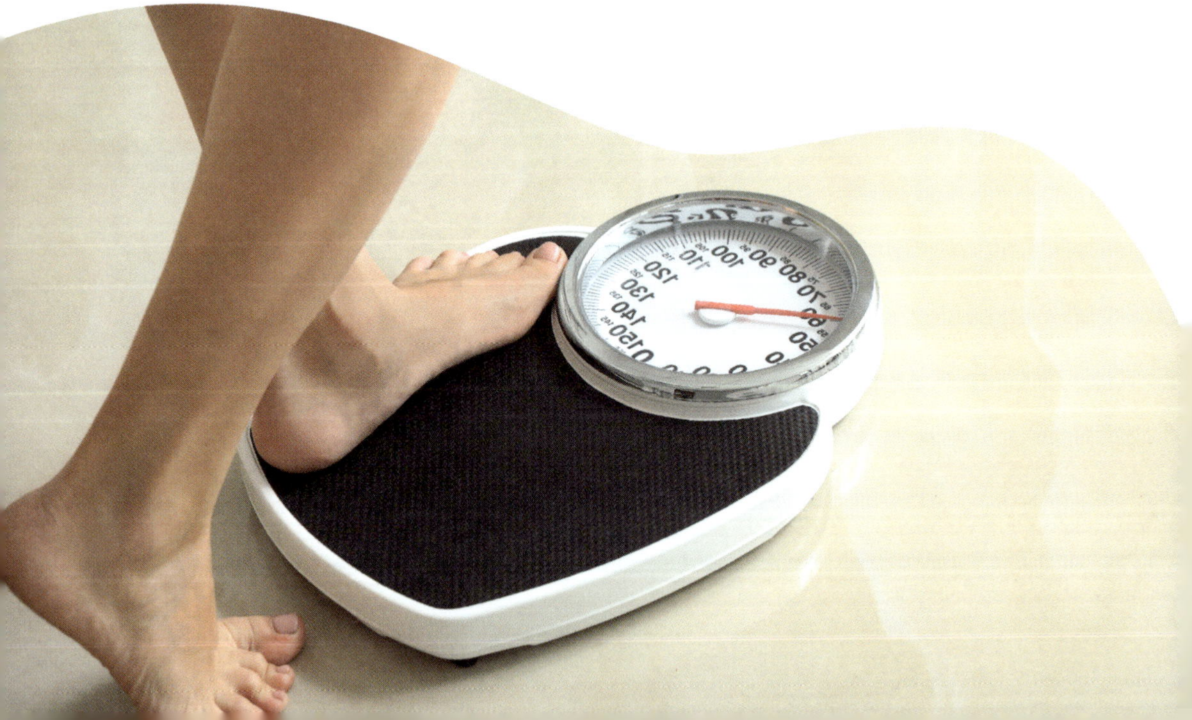

J'augmente mon apport en protéines

En plus de la mastication déjà évoquée, qui a un impact direct sur votre poids (plus vous mâchez, plus l'assiette vous profite, plus la satiété se fera ressentir), veillez à vos apports en protéines. Ils augmentent votre métabolisme et favorisent la satiété et la perte de poids.

L'apport nutritionnel conseillé en protéines pures de bonne qualité est de 0,8 g par kg de poids corporel et par jour, soit par exemple 48 g pour une femme de 60 kg et 60 g pour un homme de 75 kg. Ce ratio passe à 1,3 g par kg de poids corporel et par jour après 60 ans. Or, plus on vieillit et moins nous sommes attirés par elles. Pourtant, plus nous vieillissons et plus les besoins augmentent pour contrer la fonte musculaire, génétiquement programmée et qui s'accélère plus encore après la ménopause.

En revanche, une surconsommation de protéines animales (viandes, poissons, fromages, œufs) génère des dépôts le long des parois internes des capillaires (microvaisseaux sanguins). Ces «entrepôts à protéines», ainsi nommés par le professeur Wendt (célèbre cardiologue allemand des années 1970) finissent par obstruer les vaisseaux, empêchant tout nutriment de passer pour nourrir vos cellules et toute toxine d'être évacuée. À terme, il n'y a plus d'apport nutritionnel ni de détoxication cellulaire, ce qui provoque de nombreuses pathologies, dont toutes les maladies rhumatismales.

Ainsi, le professeur Wendt clamait que l'arthrose n'est pas due à une usure du cartilage, mais à une surconsommation de protéines. Il recommandait un repas par jour sans viande, une journée sans viande par semaine et un mois sans viande par an.

En pratique

→ Mangez deux portions de protéines par jour, de préférence le matin et le midi.
→ Modérez les protéines animales, deux à trois fois par semaine.
→ Favorisez les œufs au plat, à la coque ou mollets et les petits poissons gras.
→ Raccourcissez les circuits de distribution et achetez des viandes de qualité.
→ Consommez la viande lors du déjeuner, et non au dîner, pour favoriser la digestion et l'alcalose.
→ Accompagnez la viande de légumes et d'aromates, alcalinisants, pour contrebalancer son apport d'acides.
→ Veillez à la cuisson, ne la faites pas caraméliser. Les réactions de Maillard[4] provoquées par la cuisson, en plus d'être cancérigènes, sont oxydantes et pro-inflammatoires.
→ Familiarisez-vous avec les protéines végétales (haricots, lentilles, pois chiches, pois cassés...).

Apports des protéines végétales (g/100 g)

SPIRULINE SÉCHÉE	57	CHIA (GRAINE)	17
FARINE DE SOJA (DÉSHUILÉE)	47	SON D'AVOINE	16
LEVURE ALIMENTAIRE	40	FARINE DE BLÉ ENTIER	15
LUPIN	36	ÉPEAUTRE	15
SOJA (GRAINE)	34	NOISETTE GRILLÉE	14
CHANVRE (GRAINE)	33	NOIX FRAÎCHE	14
CITROUILLE (GRAINE)	30	NOIX SÉCHÉE	14
POIS CARRÉ (HARICOT AILÉ)	30	NOISETTE	14
CACAHUÈTE (ARACHIDE)	26	PIGNON DE PIN	14
LENTILLE (CRUE)	25	AMARANTE (CRUE)	14
FENUGREC (GRAINE)	23	FLOCON D'AVOINE	13

4. Lorsqu'un aliment cuit à une certaine température, il se produit une réaction chimique, appelée « réaction de Maillard ». Elle intervient à chaque fois que l'on chauffe une denrée à partir de 145 °C.

AMANDE	21	SARRASIN	13
TOURNESOL (GRAINE)	20	QUINOA CRU	13
POIS CHICHE	20	BAIE DE GOJI	13
PISTACHE	20	EDAMAME	13
FLAGEOLET (HARICOT)	19	ORGE	11
TEMPEH	18	TOFU (NATURE)	10
NOIX DE CAJOU (CRUE)	18	NOIX DE PÉCAN	10
AVOINE	17	LENTILLE CUITE	9

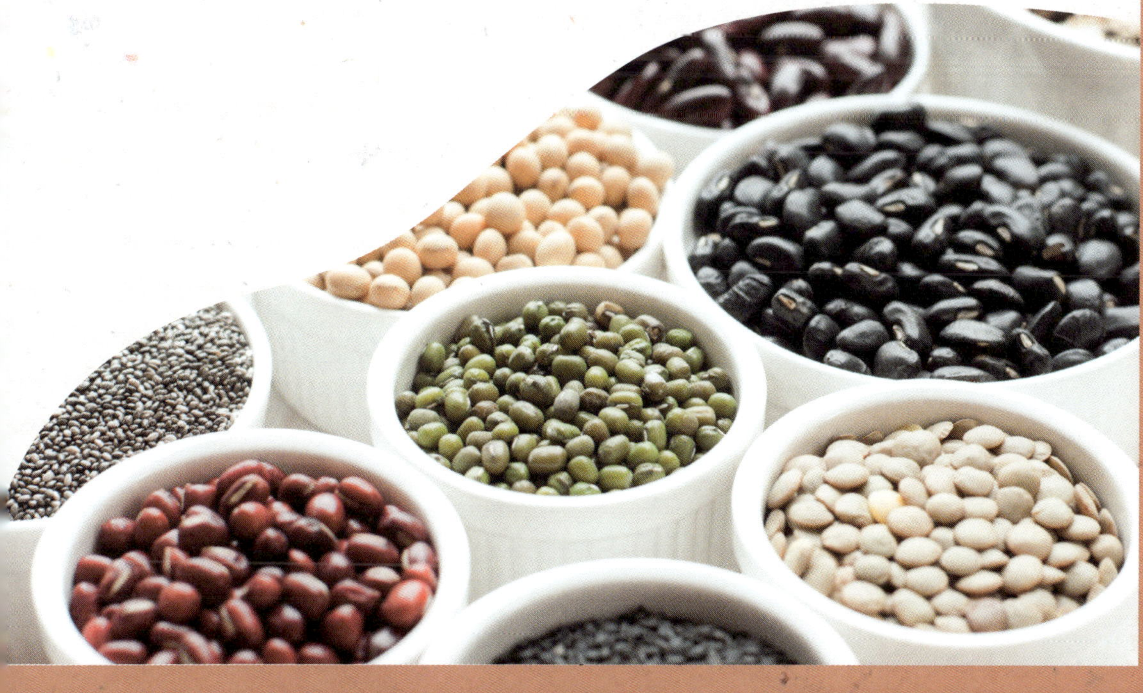

Je contrôle mon apport de glucides

Les sucres ajoutés sont partout : dans les aliments transformés, les céréales du petit déjeuner, les galettes de riz soufflé ou de sarrasin extrudé, les pâtes à tartiner, les pains de mie, les pains blancs, les viennoiseries, les biscuits, les jus de fruits pasteurisés, les fruits confits et les desserts lactés regorgent de sucres ajoutés. Ils sont aussi présents là où vous ne les attendez pas comme dans les jambons bien roses, les saucisses, les soupes en brique ou lyophilisées, le ketchup, les plats préparés et les sauces industrielles, ainsi que dans les produits dits « de régime ».
Ils sont majoritairement issus de l'amidon de maïs, mais peuvent l'être aussi de riz, de blé ou de manioc. Les raisons de leur utilisation sont multiples : conservation, amélioration du goût, couleur enjolivée, facilité d'utilisation et bien sûr rentabilité. Les sucres ajoutés transformés sont non seulement moins chers, mais plus sucrés. Leurs index glycémiques – qui révèlent leur capacité à élever l'insuline (l'hormone de stockage) –, sont très élevés. Ils stimulent la ghréline, l'hormone qui réveille l'appétit et diminue la leptine, l'hormone de la satiété. Et pour finir, ils ne vous apportent ni vitamines, ni minéraux, ni antioxydants.

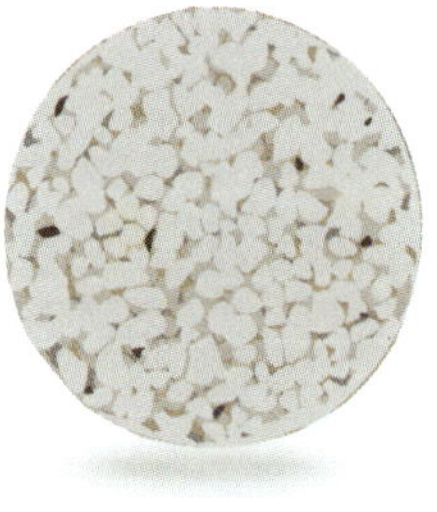
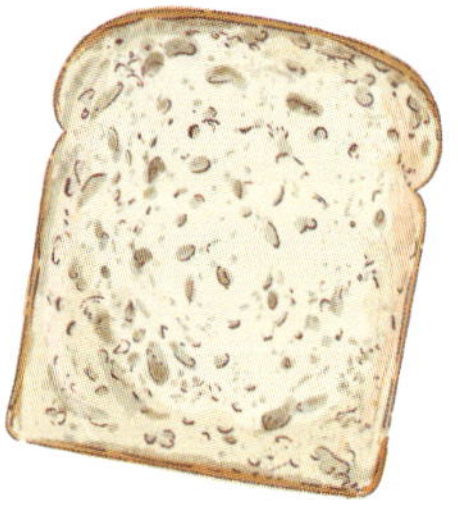

À SAVOIR

Quid des édulcorants ?

Ils ont également un impact sur votre flore intestinale ; ils augmentent le niveau de la phénylalanine, un acide aminé naturellement présent dans votre cerveau, qui génère une baisse de sérotonine, vous contraignant à chercher votre bonheur ailleurs... dans une tablette de chocolat par exemple.

En pratique

Modérez votre consommation de glucides à 20 g par jour et préférez ceux à index glycémique bas.

IG FAIBLE (< 55)	IG MOYEN (ENTRE 56 ET 69)	IG ÉLEVÉ (> 70)
Fruits : orange, poire, pomme, abricot sec, pamplemousse, raisin, banane pas trop mûre, kiwi Légumes : tous, même les carottes cuites Patates douces Légumineuses : petits pois, pois chiches, lentilles vertes ou corail, haricots blancs Oléagineux : cacahuète, noix de pecan, noix de cajou Céréales : toutes les céréales complètes, pain noir, muesli maison, pâtes *al dente* Protéines : viandes, œufs, produits de la mer, soja	Fruits : ananas, abricots frais, melon, cerises, papaye, banane bien mûre, figues séchées, raisins secs, pêche, les confitures Pommes de terre avec la peau à la vapeur Céréales : riz basmati, pain multicéréales, pâtes bien cuites, maïs doux, pain complet, croissant, flocons d'avoine, gnocchi, polenta, pain des fleurs	Fruits : dattes Pommes de terre au four, en purée, frites, bouillies Céréales : pain blanc au blé, riz blanc, la plupart des céréales du petit déjeuner, pains de mie blanc ou complet, biscottes, galettes de riz soufflé

Limitez la glycation

Contrôler vos apports de glucides aidera à diminuer les symptômes de l'arthrose, et ce, en 3 semaines. En plus de vous faire prendre du poids, ces glucides induisent une glycation qui a un impact sur vos articulations. Une fois ingérée, une partie des glucides est utilisée par vos mitochondries pour fabriquer de l'énergie et le reste est transformé en glycogène, afin de servir de réserve d'énergie. Le glycogène est situé à 30 % dans le foie et 70 % dans les acides aminés. Cette glycation donne naissance à des cytokines qui vont détruire vos chondrocytes, laissant des zones vides dans votre cartilage. Ce dernier va alors s'amoindrir jusqu'à disparaître. Plus vous vieillissez et moins il est aisé de dégrader ces protéines glyquées, donc elles s'accumulent. Plus les cytokines augmentent et moins les protéoglycanes (les éponges à liquide synovial) fonctionnent. De plus, si le sucre est absorbé pur (non associé à des fibres comme dans les fruits par exemple) le taux sanguin s'élèvera d'autant plus rapidement et favorisera la glycation.

Je pense à m'hydrater

Notre corps est composé de 60 à 70 % d'eau. Après l'oxygène, l'eau est l'élément le plus important pour la vie. Elle maintient le volume du sang, de la lymphe et la température du corps, lubrifie les articulations et les yeux, hydrate la peau, fournit la salive qui permet d'avaler les aliments, de les absorber et d'éliminer les déchets de la digestion et des divers processus métaboliques.

Si vous ne buvez pas assez d'eau, voici 3 conséquences directes :

→ le cerveau finit par vous inciter à manger afin que votre corps puisse s'hydrater via les aliments, la mastication, l'insalivation et la digestion;

→ les toxines libérées par la perte de poids vont peiner à arriver jusqu'aux organes émonctoires (notamment les reins) et donc à s'évacuer;

→ le corps finit par «piller» l'eau dans les tissus non vitaux c'est-à-dire le cartilage pour hydrater les tissus vitaux.

Malheureusement, rares sont les arthrosiques à boire suffisamment d'eau. Les premiers signes de déshydratation sont une sècheresse buccale, une baisse de la concentration, une fatigue, un début de migraine et une constipation. Il est déjà trop tard.

Entre les urines, la sueur et la respiration, vous perdez jusqu'à 3 litres d'eau par jour. Votre métabolisme vous rend 0,5 litre et votre alimentation, si elle est riche en végétaux, peut vous apporter jusqu'à 1 litre d'eau par jour. Consommez 1,5 litres par jour (soit 0,03 litre par kilo de poids par jour comme le recommandent les spécialistes).

En pratique

→ **Buvez au réveil afin de réhydrater votre corps après la nuit et drainer les déchets restants. Un grand verre d'eau si possible tiède (à la température du corps) est la plus belle façon de réveiller votre corps. Boire tiède réveille votre système digestif et son effet dilatant lui confère un fort pouvoir diffusible afin de vous hydrater plus rapidement.**

→ **Choisissez l'émonctoire à solliciter selon vos besoins : l'eau chaude favorise l'élimination par votre peau, l'eau froide l'élimination par vos reins.**

→ **Buvez plutôt avant les repas : cela aide votre corps à produire de la salive ce qui facilitera le transit des aliments. Lors des repas, boire dilue les sucs gastriques et freine la digestion.**

À SAVOIR

Seulement de l'eau ?

L'eau est la seule boisson véritablement hydratante dont votre corps a besoin. Lorsque vous ajoutez des plantes (thé, tisane...) dans l'eau, elle devient informationnelle. Là est le pouvoir de la phytothérapie. L'eau n'est pas faite pour apporter une information (ou alors sur une période courte, lors d'une cure), mais pour évacuer vos toxines.

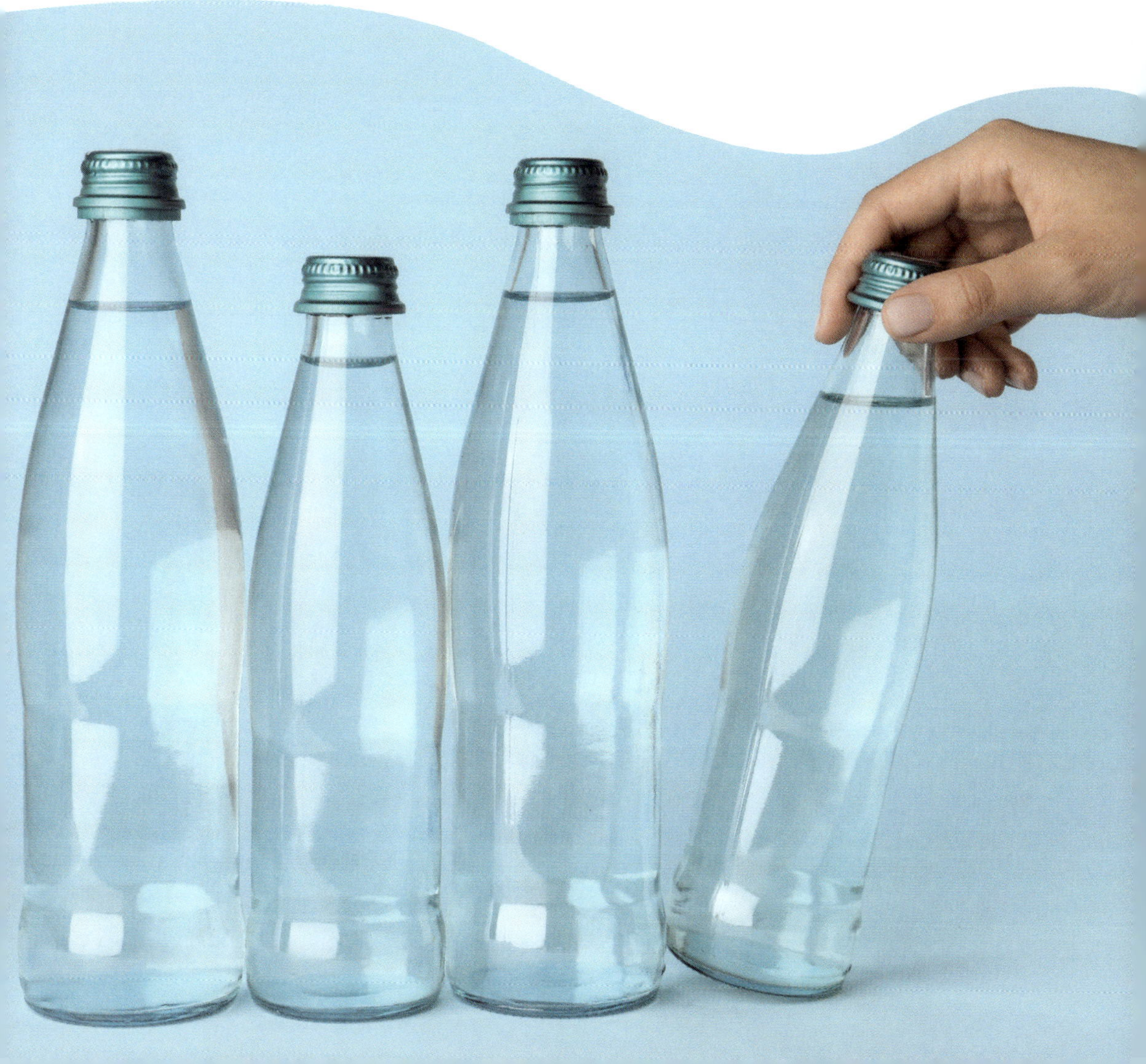

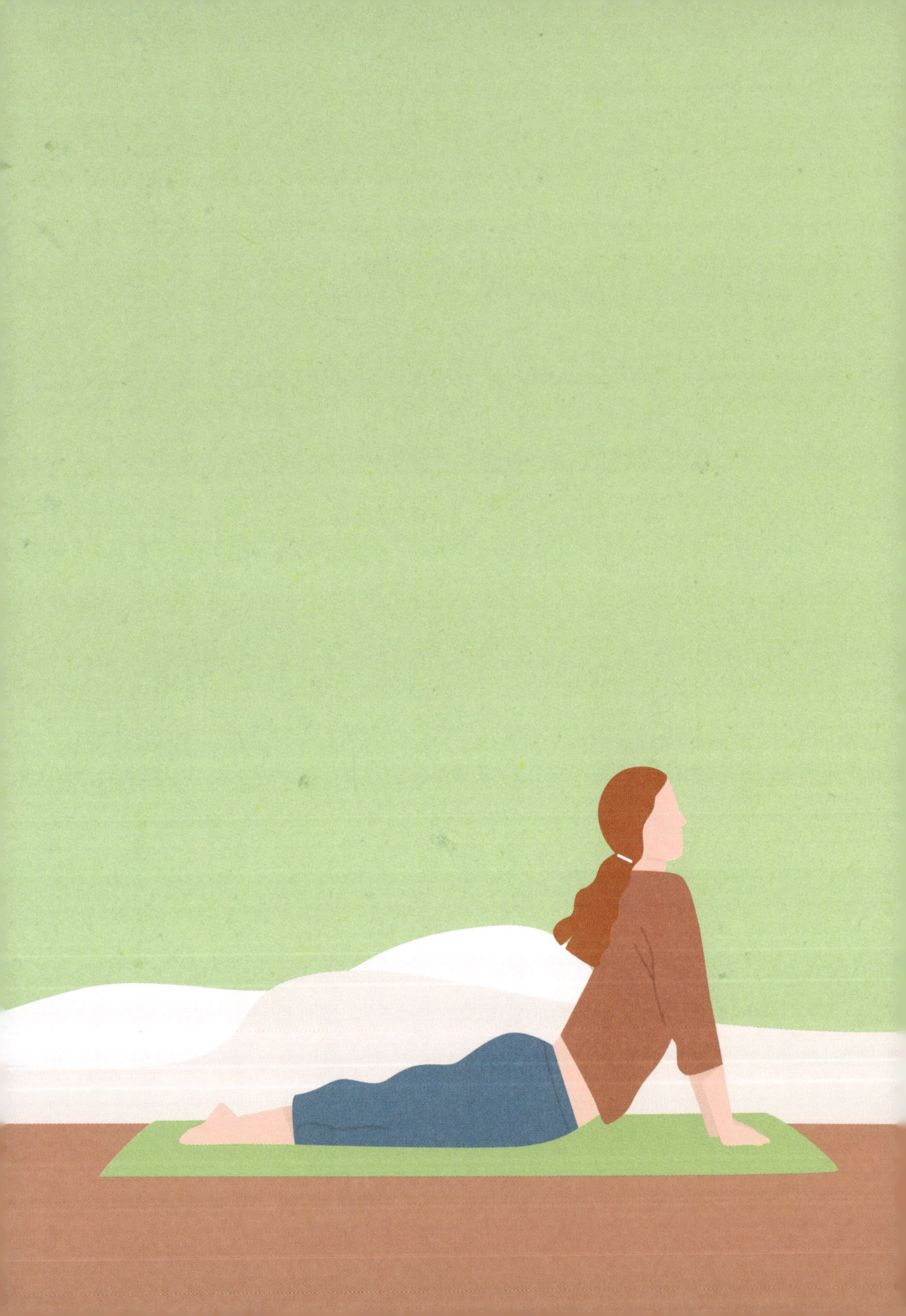

JE PRATIQUE DES ACTIVITÉS ANTI-ARTHROSE

SEMAINE

4

LE SPORT, REMÈDE CONTRE L'ÉVOLUTION DE L'ARTHROSE

L'activité physique est bonne pour la santé, vous le savez. Mais si vous souffrez d'arthrose, elle doit faire partie de votre hygiène de vie. Il est prouvé, IRM à l'appui, que la perte d'épaisseur au niveau du cartilage du genou est moins rapide chez les personnes conservant une activité importante.

Voici les 7 bénéfices direct de l'activité physique sur les problèmes articulaires :

1. **ELLE AIDE À CONTRÔLER VOTRE POIDS**, élément primordial si vous souffrez d'arthrose, plus encore s'il s'agit d'une arthrose des hanches ou des genoux qui portent une bonne partie du poids.

2. **ELLE PERMET DE FABRIQUER DE LA SÉROTONINE ET DES ENDORPHINES** qui vous aide à lutter contre la douleur, à garder le sourire, indispensable pour faire front, plus encore si l'arthrose vous empêche, pour l'instant, de pratiquer vos activités préférées.

3. **ELLE RENFORCE VOTRE MUSCULATURE** qui soutient vos articulations.

4. **ELLE FAVORISE LA FABRICATION DU LIQUIDE SYNOVIAL** pour oxygéner, nourrir les chondrocytes, et préserver l'amplitude et la souplesse de vos articulations.

5. **ELLE FAVORISE L'APPORT D'OXYGÈNE ET DE NUTRIMENTS** à vos cellules et permet de meilleurs échanges cellulaires dans vos articulations et toutes les structures environnantes (vos muscles et vos tendons).

6 **ELLE EST ANTI-INFLAMMATOIRE** car il a été prouvé que les récepteurs stimulés par l'adrénaline et la noradrénaline sécrétées pendant un effort possèdent des cellules immunitaires qui régulent la sécrétion des cytokines. Ensuite, l'exercice peut changer la composition de votre microbiote intestinal en favorisant la production d'acides gras à courte chaîne anti-inflammatoires. Et pour finir, vos cellules musculaires libèrent des cytokines qui diminuent les niveaux de protéines TNF-alpha, à l'origine d'une inflammation, et ce, dès 30 minutes.

7 **ELLE PERMET D'ÉVACUER LES TOXINES**, en puisant – dans un premier temps – votre énergie dans votre glycogène, puis dans vos adipocytes (réservoir à toxines). Vous libérez ainsi vos toxines qui sont dirigées vers les organes émonctoires. L'activité physique est la seule activité à stimuler l'ensemble des émonctoires :

- → votre intestin, via la respiration qui s'intensifie, l'action du diaphragme et le travail abdominal ;
- → votre foie, via l'augmentation de la température de votre corps due à l'accélération du débit sanguin ;
- → vos reins, via l'augmentation de l'hydratation et des sécrétions des glandes surrénales ;
- → vos poumons, via l'augmentation de l'amplitude respiratoire et l'élimination des déchets ;
- → votre peau, via la transpiration.

Jour après jour, non seulement vos émonctoires gèrent mieux les toxines stockées, relarguées pendant l'effort, mais aussi celles engendrées au quotidien.

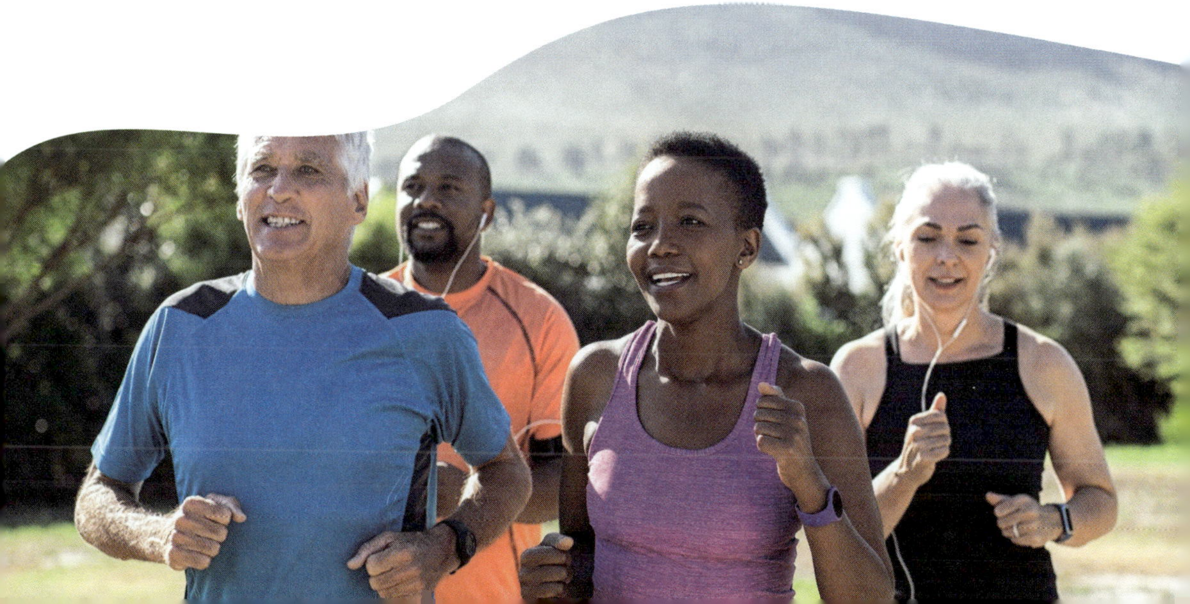

LES ACTIVITÉS À PRIVILÉGIER

Tout d'abord, l'activité doit être :
→ adaptée à votre condition physique et votre arthrose ;
→ pratiquée plusieurs fois par semaine ;
→ choisie avec le moins de chocs et de mouvements répétitifs ;
→ suivie d'étirements doux.

Les activités les plus bénéfiques sont celles qui ne génèrent pas de chocs ou de contre-appuis : la marche, la gymnastique, le stretching, le yoga, la natation, le ski de fond, le tai-chi, la musculation douce, le footing, le vélo. Celles générant des chocs importants (basket, foot, sports de combat, tennis, volley, squash, etc.) doivent être précédées d'échauffements pour stimuler la production de liquide synovial. Votre cartilage sera mieux alimenté et les pressions sur ce dernier, mieux réparties.
Les périodes d'activité et leur intensité sont aussi à modérer. Le mouvement améliore la douleur, mais lorsque celle-ci réapparaît, c'est le signal pour vous arrêter.

L'activité physique doit être régulière et quotidienne. Si votre métier vous oblige à passer la journée assis ou si vous manquez de temps libre, trouvez le moyen d'inclure du mouvement dans votre quotidien. La marche est un très bon compromis : 1 heure par jour suffit. Il a été prouvé que 6 000 pas par jour permettent de freiner la dégénérescence articulaire. De même, si vous empruntez un moyen de transport, garez votre véhicule plus loin afin de terminer le trajet à pied ou descendez du bus, du métro quelques arrêts plus tôt. Faites en sorte de pratiquer le plus possible vos trajets à pied, c'est bon pour vous (et pour la planète).

En plus de la marche quotidienne, pratiquez une activité qui vous plaît deux fois par semaine (une séance la semaine et une le week-end), en groupe ou avec un coach. Des chercheurs estiment un bénéfice net sur la prévention de votre santé avec seulement 2 heures d'activités physiques vigoureuses par semaine ou 3 heures 30 d'activités physiques modérées.

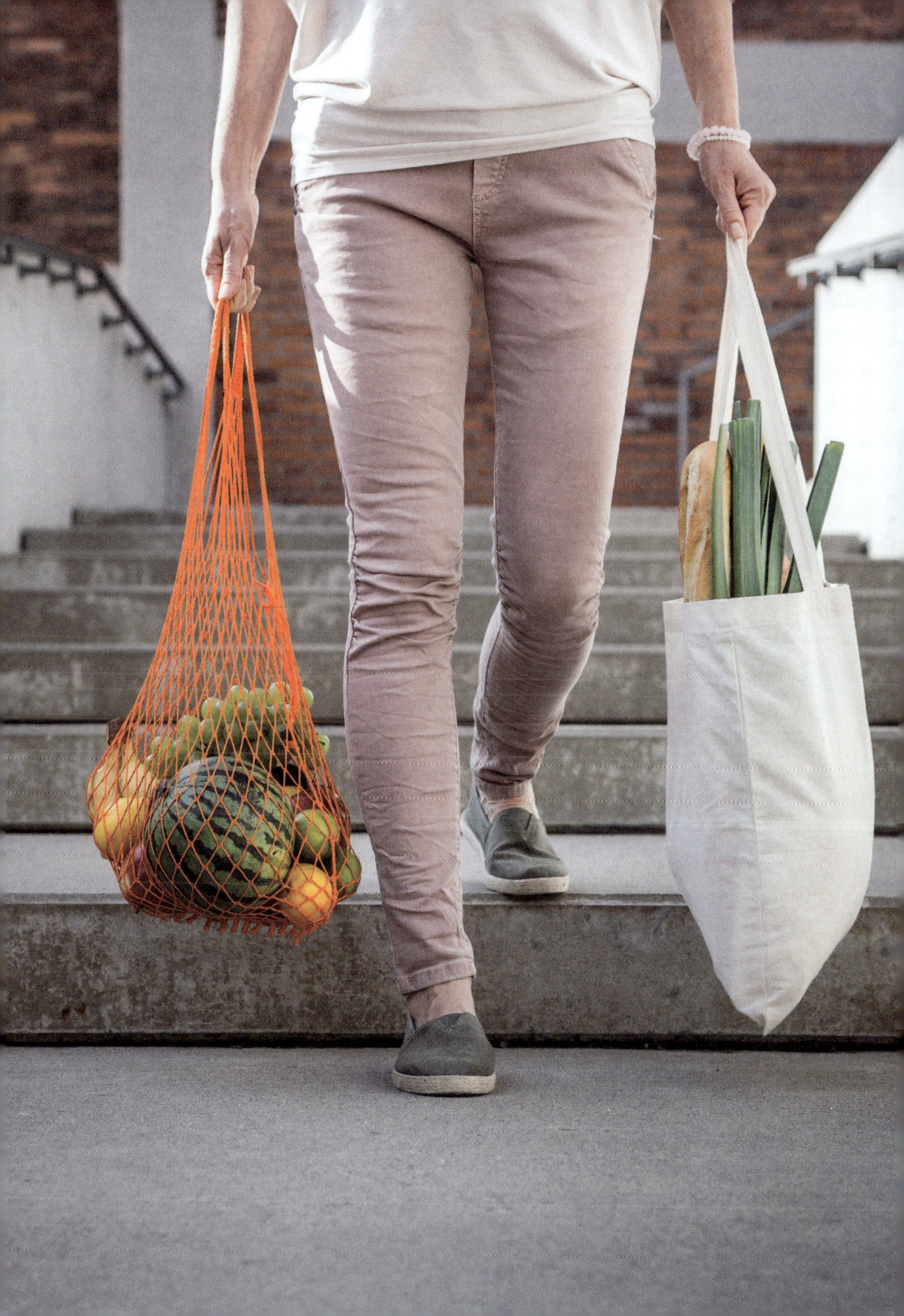

Quelles activités avec une arthrose des genoux ?

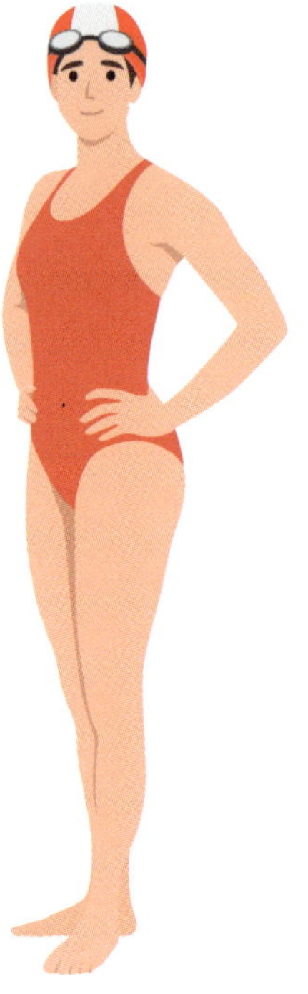

Arthrose fémoro-tibiale : les douleurs surviennent lorsque le poids du corps vient peser sur les genoux.

- Privilégiez les exercices en «décharge» comme la natation, lorsque le poids du corps ne repose pas sur les membres inférieurs.
- Laissez de côté le VTT, qui met en conflit fémur et rotule, et optez pour un vélo d'appartement ou de ville sans résistance.
- Pensez à l'aquagym, l'activité anti-arthrose par excellence. Dans l'eau, vous pesez 10 % de votre poids, les articulations de vos jambes sont beaucoup moins écrasées et la température de l'eau permet de relâcher plus facilement vos muscles et de gagner en souplesse.

Arthrose fémoro-patulaire : les douleurs surviennent lorsque la rotule est contrainte. Choisissez des activités avec charge et avec fixation des pieds, pour éviter les mouvements de torsion du genou.

- Le vélo en terrain plat sans résistance ou l'aviron sont des sports dits «de glisse», c'est-à-dire qu'ils se passent de pied d'appui puissant. Les mouvements sont fluides et vos articulations peu sollicitées.
- La natation est parfaite du moment que vous ne nagez pas la brasse.

Quelles activités avec une arthrose des hanches ?

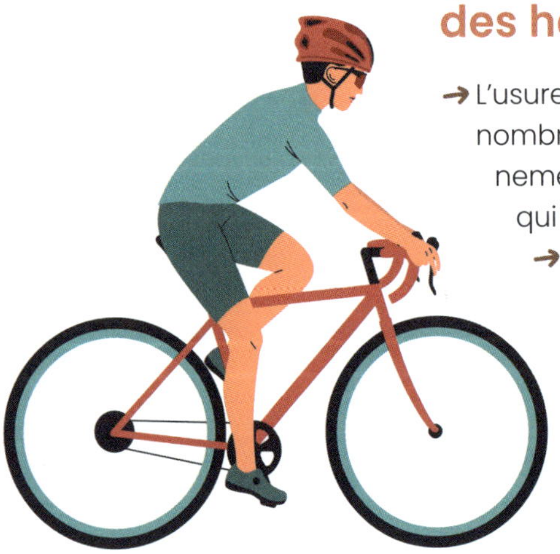

- L'usure du cartilage, devenu irrégulier, limite bon nombre de mouvements. Pour préserver le fonctionnement de l'articulation, il faut travailler les muscles qui entourent votre hanche.
- Pédalez sur un vélo en terrain plat ou d'appartement. Vous renforcerez vos fessiers sans écraser votre hanche. Vous pouvez alterner entre pédalage à faible résistance, et pédalage en danseuse avec davantage de résistance. Pour travailler l'extension complète de votre hanche, lâchez le guidon et redressez votre buste.

→ Si vous préférez nager, optez pour la brasse en effectuant le mouvement complètement. Fermez et surtout ouvrez bien les jambes. Au début, cet écartement peut se montrer quelque peu douloureux. Pratiquez deux fois par semaine, à raison de trente minutes, vous «dérouillera» et vous fera gagner en amplitude.
→ L'aquagym est idéale. L'eau freine vos gestes dans toutes les directions, ce qui permet à vos hanches de travailler en se mobilisant dans les trois dimensions. Faites le balancier avant/arrière et droite/gauche à raison de trois séries de 30 en accélérant les mouvements si vous êtes à l'aise.

Quelles activités avec une arthrose vertébrale ?

Qu'elle touche vos cervicales ou vos lombaires, ce type d'arthrose est particulièrement douloureux. Les disques fibreux intercalés entre les vertèbres vieillissent, se déshydratent et s'amincissent. Bien souvent, les vertèbres tentent de se reconstruire, mais elles vont donner naissance à des excroissances osseuses qui réduisent encore plus la mobilité de la colonne.

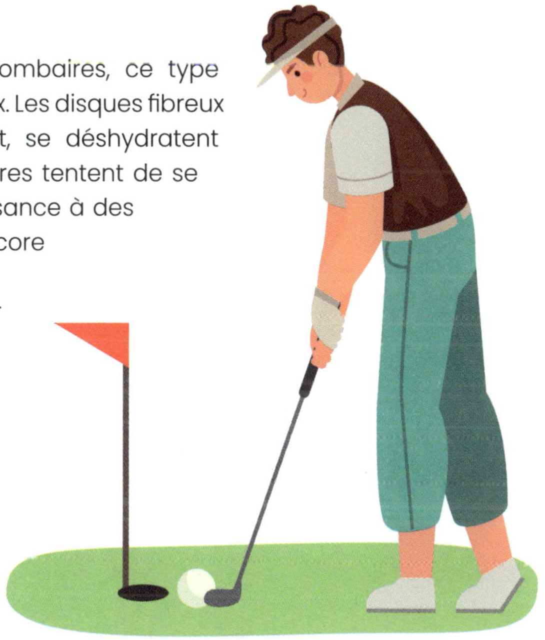

→ Évitez tout ce qui est traumatisant pour la colonne vertébrale : cyclisme, équitation, sauts, sports de combat, golf, tennis, danse.
→ Préconisez le renforcement musculaire avec exercices de gainage afin de consolider votre colonne par les muscles. Pratiquez aussi la marche et la natation (uniquement dos crawlé et crawl).

Quelles activités avec une arthrose de l'épaule, du coude, de la main, du pied ?

→ Pour les arthroses de l'épaule, du coude et de la main, évitez naturellement sports de raquette, sports de combat, tir, golf, voile. À la place : marchez, pédalez, nagez.
→ Pour l'arthrose du pied, oubliez le cross, le marathon, la course de fond et le saut.

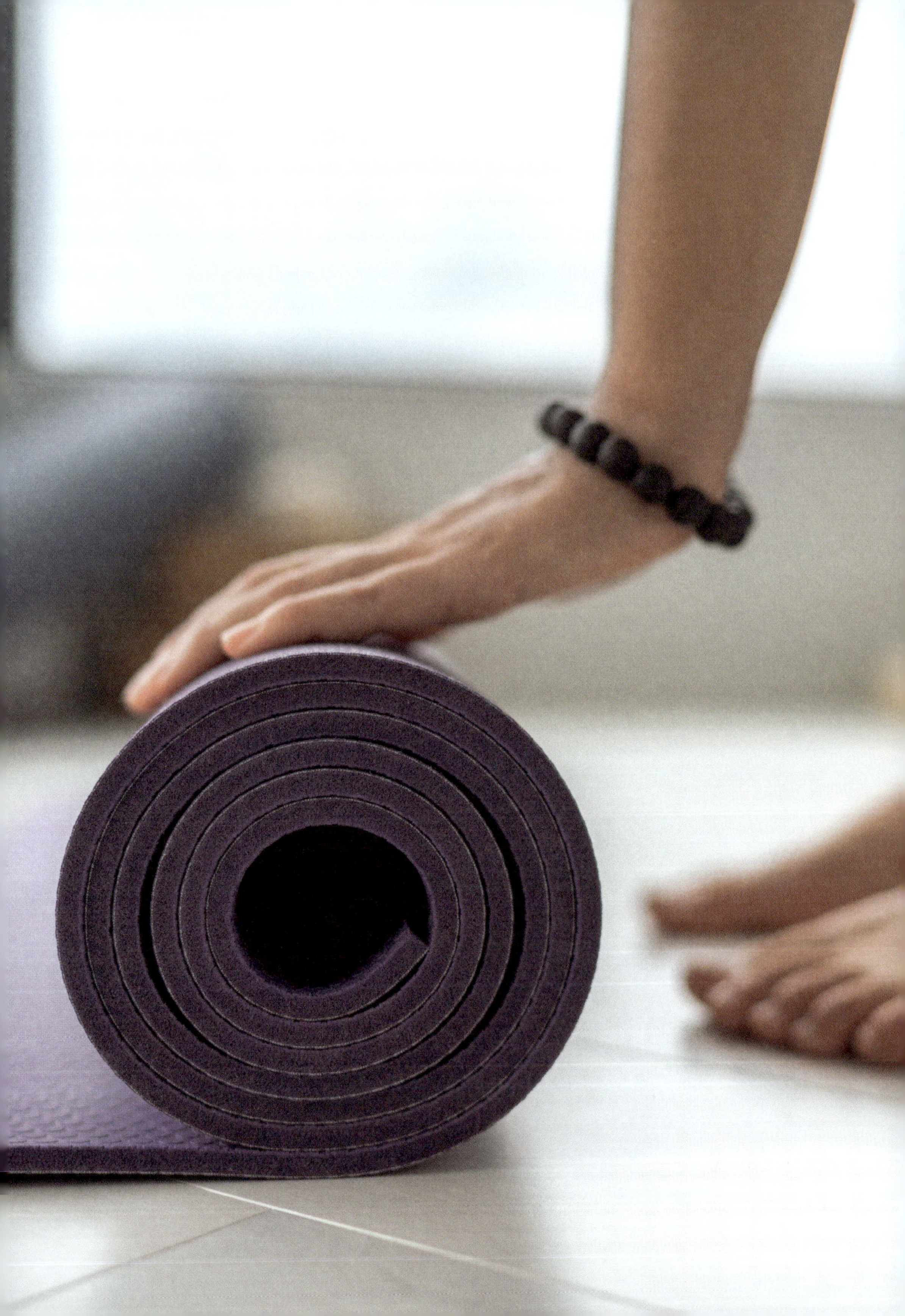

SEMAINE 4

LES EXERCICES SPÉCIFIQUES QUI SOIGNENT

Pratiquer des exercices ciblés est considéré comme un traitement de base contre l'arthrose. La majorité des personnes souffrant d'arthrose obtiennent de bons résultats, et voient leurs besoins de traitements plus invasifs comme la chirurgie diminuer. Les symptômes sont soulagés et la matrice du cartilage articulaire peut également être réparée.
En exerçant régulièrement votre corps, vous constatez divers effets positifs qui vont réduire les symptômes, courants mais pénibles, causés par l'arthrose. Les activités du quotidien seront facilitées. Les exercices de renforcement rendent les muscles plus forts. Des muscles plus forts vont apporter du soutien et réduire la charge sur l'articulation, ce qui va aider à améliorer la capacité physique et réduire la douleur.

Quel type d'exercices est recommandé pour l'arthrose ?

L'arthrose est une maladie chronique donc l'exercice est un traitement à vie. Il est alors important de trouver une forme d'exercice qui fonctionne pour vous et qui peut s'intégrer à votre quotidien. Il faut s'exercer de façon régulière. Même si vos symptômes s'améliorent, il est important de continuer à pratiquer pour conserver les effets positifs de l'exercice sur votre corps et votre arthrose.
Les exercices n'ont pas à être compliqués, les sessions n'ont pas à être longues et il n'y a pas besoin d'équipement spécifique. Trouvez un type d'exercice que vous appréciez et intégrez-le à votre quotidien (cf. page suivante).

Et si la douleur est présente lors de l'exercice ?

Une échelle de gestion de la douleur peut vous aider à identifier le niveau acceptable pour vous exercer en toute sécurité. Quand vous effectuez vos exercices, il est normal de ressentir une légère douleur, tant qu'elle n'augmente pas trop et qu'elle ne dure pas plus de 24 heures après l'exercice.
Sur une échelle de 0 à 10, une douleur allant jusqu'à 5 est considérée comme « acceptable » pendant l'exercice et un peu après. Tant que la douleur revient au niveau initial avant 24 heures, il n'y a rien d'anormal. Si la douleur dépasse le chiffre 5 ou qu'elle reste forte après 24 heures, ajustez la charge ou évitez l'activité aggravant vos sensations. Si vous avez des questions à ce sujet, consultez un professionnel de santé comme un médecin généraliste ou un kinésithérapeute.

EXERCICES

Voici 7 exercices réalisables facilement partout. Ils ont été créés par la société JointAcademy (Jointacademy.com), qui met à l'honneur via une application, la prise en charge de l'arthrose par des kinésithérapeutes.

Exercices adaptés à l'arthrose de la hanche, du genou et de la colonne vertébrale

Assis debout

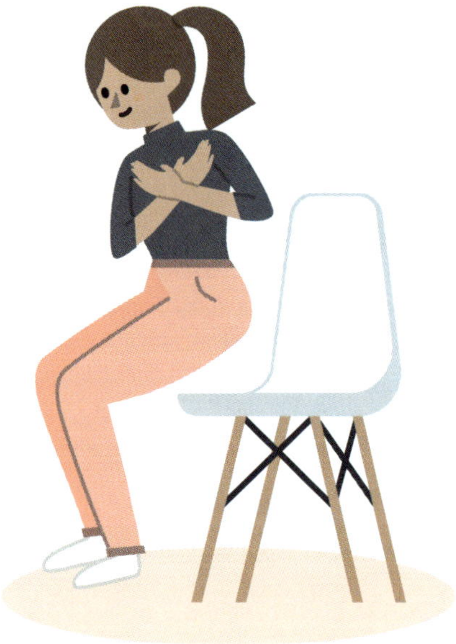

Vous aurez besoin d'une chaise sans accoudoir.

→ Tenez-vous debout devant la chaise, les pieds espacés de la largeur de vos hanches. Vos bras sont croisés devant votre poitrine.

→ Descendez doucement jusqu'à la chaise, comme si vous alliez vous asseoir, mais sans la toucher. Revenez à la position de départ. Réalisez ce mouvement le plus lentement possible et avec une grande concentration pour contrôler vos mouvements. Faites 15 répétitions, une petite pause, puis 15 répétitions à nouveau.

Si vous souhaitez augmenter la difficulté, réalisez l'exercice avec un pied légèrement devant l'autre pour que le poids repose sur votre jambe arrière.

Pont

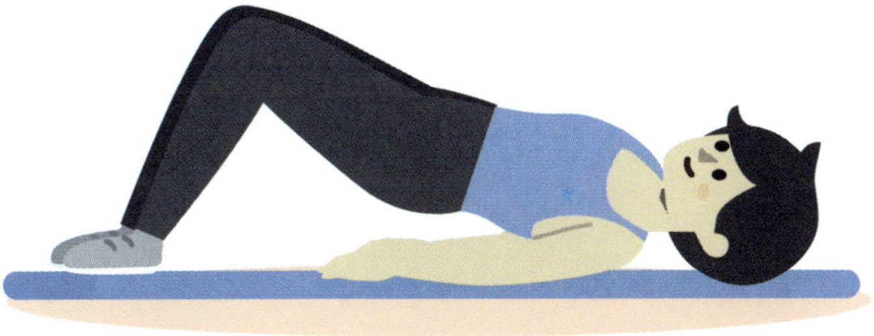

→ Allongez-vous sur le sol, genoux pliés et pieds posés au sol.
→ Soulevez vos hanches du sol jusqu'à ce que vos genoux, vos hanches et vos épaules forment une ligne droite.
→ Serrez vos muscles fessiers et maintenez la position quelques secondes. Revenez ensuite doucement à la position initiale.
→ Faites 15 répétitions, une petite pause, puis 15 répétitions à nouveau.

Renforcement du tronc

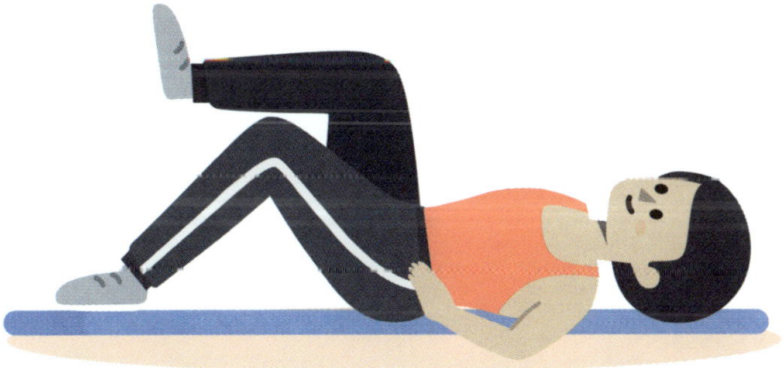

→ Allongez-vous sur une surface confortable, genoux pliés et pieds posés au sol.
→ Contractez vos abdominaux en poussant le bas de votre dos vers le sol.
→ Gardez vos abdominaux contractés et soulevez doucement un pied, puis baissez-le doucement.
→ Veillez à ne pas retenir votre souffle pendant l'exercice.
→ Faites 15 répétitions, une petite pause, puis 15 répétitions à nouveau.

Pour augmenter la difficulté de l'exercice, levez doucement un pied du sol tout en étirant votre jambe. Ramenez le pied en arrière puis posez-le au sol.

Fentes

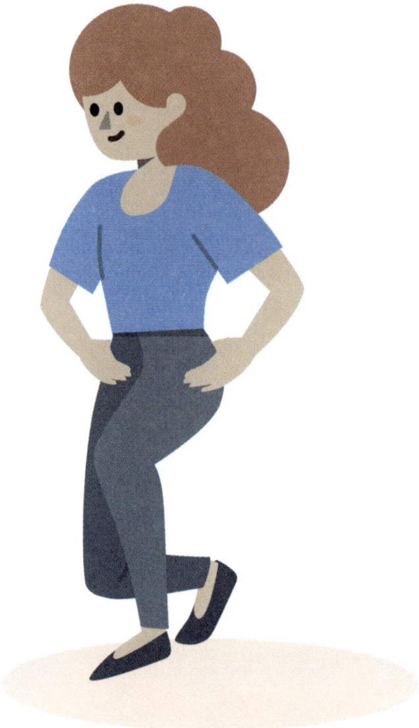

- Tenez-vous debout, pieds espacés de la largeur des épaules.
- Faites un pas vers l'avant avec une jambe, et descendez vers le sol en fléchissant vos genoux.
- Gardez le haut de votre corps bien droit tout au long du mouvement et ne laissez pas votre genou avant dépasser vos orteils.
- Revenez à la position de départ.
- Faites 15 répétitions, une petite pause, puis 15 répétitions à nouveau.
- N'oubliez pas de changer de jambe.

Si l'exercice est trop difficile, diminuez l'écartement du premier pas en avant et réduisez le fléchissement de vos genoux.
Si c'est trop facile, vous pouvez ajouter des poids dans vos mains (bouteilles d'eau ou haltères).

Exercices adaptés à l'arthrose des doigts, de la main et du poignet

Compression de balle

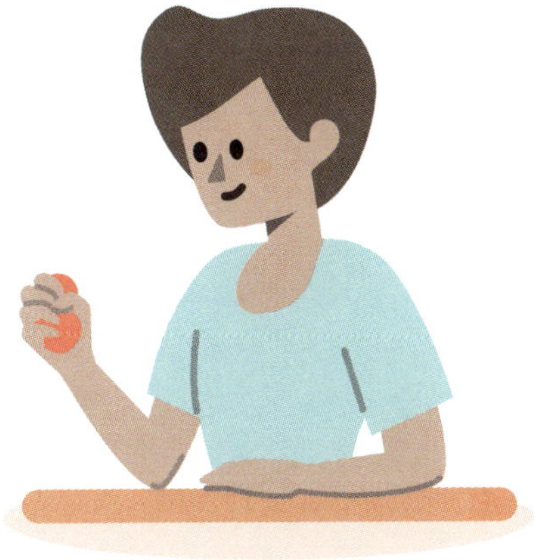

- Pour cet exercice, vous aurez besoin d'une balle antistress ou de tennis.
- Asseyez-vous devant une table, le coude gauche posé sur la table pour davantage de soutien.
- Pressez la balle d'exercice aussi fort que vous le pouvez pendant 5 secondes.
- Veillez à ce que tous vos doigts soient pliés quand vous effectuez la pression.
- Répétez 10 fois par main.

Cet exercice va renforcer votre main, ce qui est important pour les activités du quotidien (porter les courses, ouvrir un bocal ou essorer un linge mouillé).

Danse des doigts

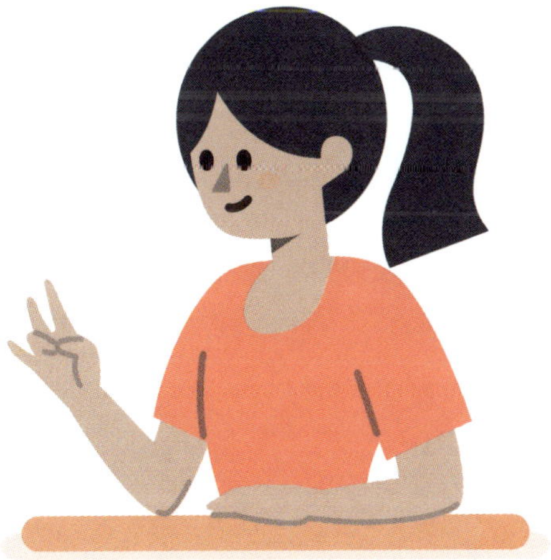

- Asseyez-vous devant une table, le coude gauche posé sur la table pour davantage de soutien.
- Formez un cercle avec la main gauche en collant ensemble l'extrémité de tous vos doigts.
- Puis formez un nouveau cercle en collant l'extrémité de votre pouce et celle de votre index. Redressez doucement tous les autres doigts.
- Ensuite collez l'extrémité de votre pouce avec celle de votre majeur. Redressez tous les autres doigts.
- Continuez ainsi jusqu'à avoir effectuer un cercle avec chaque doigt.

Répétez 15 fois, passez à l'autre main et répétez 15 fois à nouveau.
Pendant l'exercice, regardez votre main pour vérifier que vous pliez toutes les articulations de vos doigts en formant le cercle.

Exercice adapté à l'arthrose des épaules, du poignet et de la colonne vertébrale

Bras levés sur les côtés

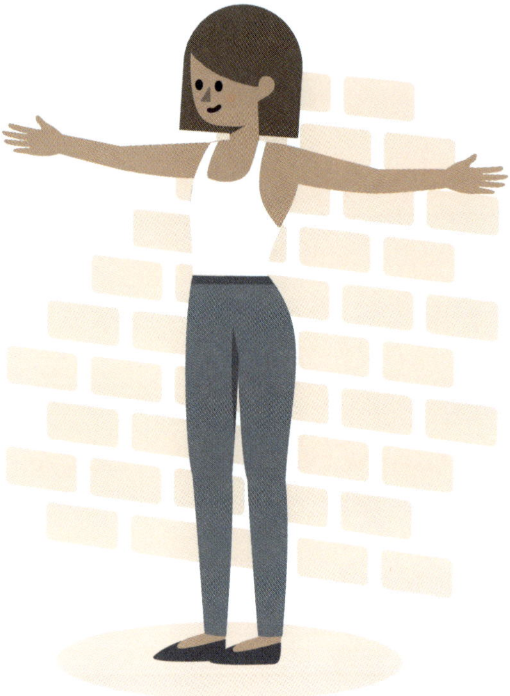

→ Tenez-vous debout, le dos contre un mur.
→ Rapprochez vos omoplates l'un vers l'autre, comme si vous tiriez vos épaules en arrière, en laissant vos bras reposer le long de votre corps. Collez ensuite vos bras contre le mur, au niveau de vos épaules. Contractez vos abdominaux et levez doucement vos bras en les faisant glisser le long du mur et en les gardant droits. Baissez-les doucement.
→ Répétez 15 fois, faites une courte pause et répétez 15 fois à nouveau.

Pour augmenter la difficulté, éloignez-vous du mur d'un pas ou ajoutez plus de résistance en portant deux bouteilles d'eau.

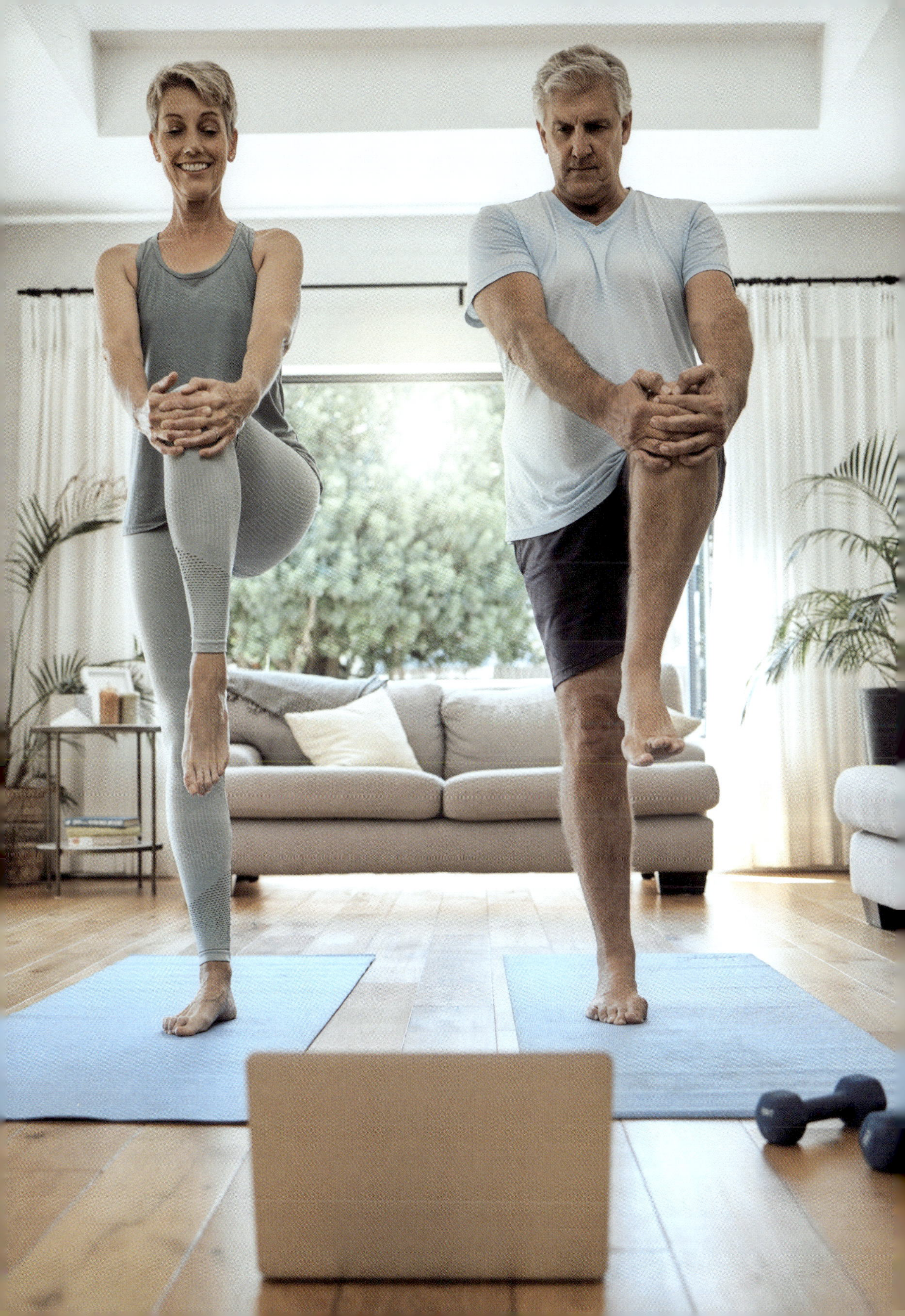

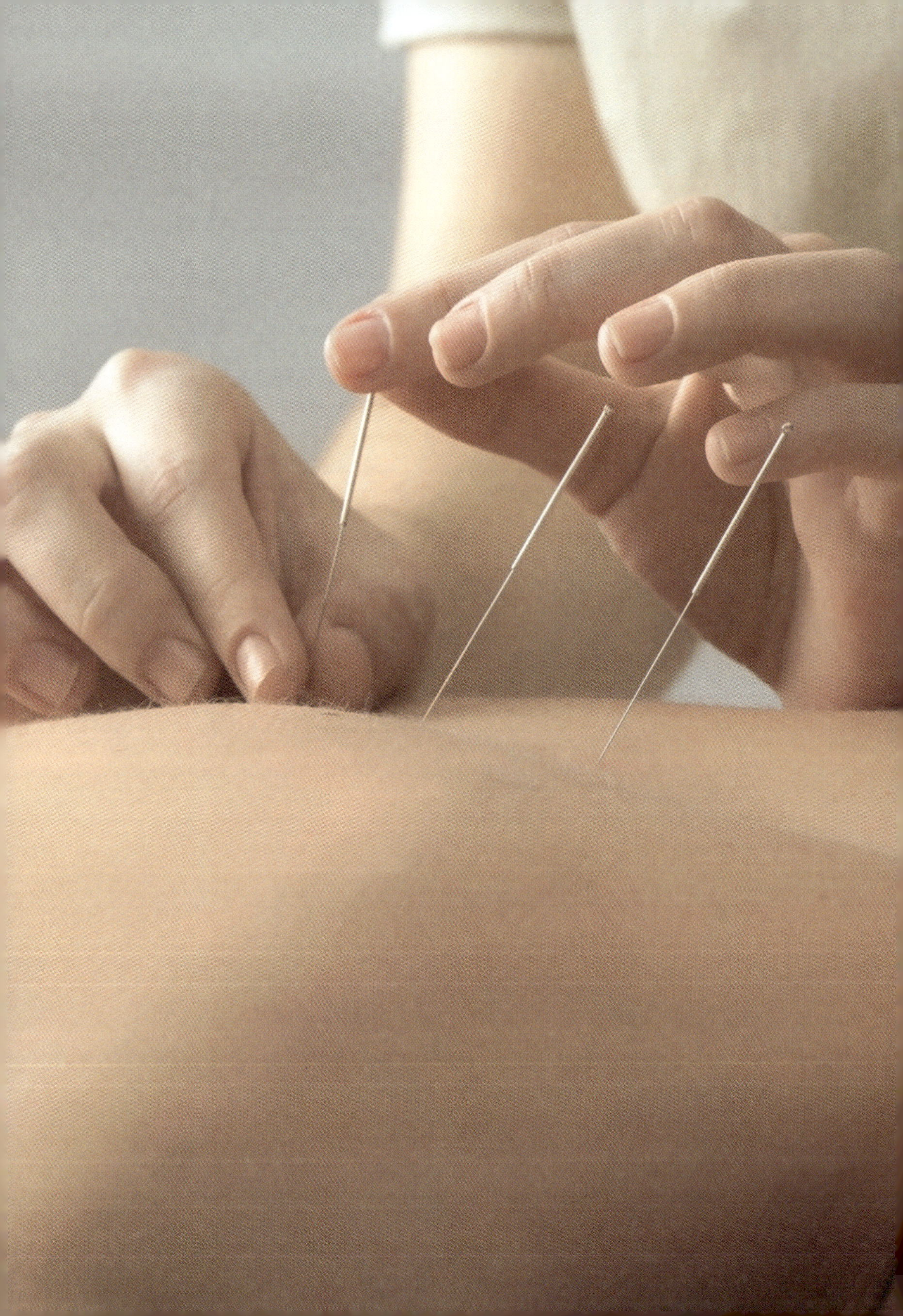

FAITES-VOUS ACCOMPAGNER

Afin de ne pas commettre d'impairs, pour vous motiver, ou pour vous aider à bien faire, n'hésitez pas à faire appel à des professionnels avant et tout au long de votre reprise sportive. Les bénéfices n'en seront que plus grands !

→ **L'ostéopathie** a pour objectif de rééquilibrer les tensions et de les rendre les plus faibles et les plus symétriques possibles. Il redonne souplesse musculaire et corrige ce qui pourrait créer une compression des articulations. Il parvient alors à détendre vos articulations et à soulager vos douleurs. Cette pratique remet les choses dans l'état où elles étaient avant que vous ne commenciez à souffrir. Ensuite, il voit s'il peut remonter plus loin dans le temps pour lever les obstacles qui empêchent votre corps de fonctionner correctement.

→ **La kinésithérapie** utilise des techniques de massage pour diminuer vos douleurs, des techniques de renforcement musculaire et d'étirements pour améliorer votre force musculaire et la souplesse de vos articulations afin de retrouver une amplitude de mouvements et des exercices et positions à reproduire au quotidien pour restreindre vos douleurs. Grâce à ce travail sur vos muscles et donc sur vos articulations, les appuis excessifs seront diminués, ce qui va limiter les déformations de vos articulations. Ce travail est réalisé par un kinésithérapeute qui va créer un programme d'exercices personnalisé, à partir de vos besoins. Et pour faciliter le suivi de ce programme au quotidien, il peut aussi vous inviter à rejoindre des applications comme Joint Academy (www.jointacademy.fr). Vous recevez chaque jour des exercices, des leçons et des conseils contre la douleur et la possibilité d'adapter votre programme selon l'évolution de vos besoins.

→ **L'acupuncture** rééquilibre l'énergie de votre corps en appliquant des aiguilles sur des points spécifiques situés le long des méridiens. Ainsi, cette méthode aide à soigner les troubles des os et des articulations en réduisant les douleurs et les gonflements et en améliorant la mobilité et l'amplitude des mouvements. L'effet antalgique et décontractant soulage et permet de retrouver un peu plus de mobilité.

→ **La chiropractie** améliore la mobilité de l'articulation, limitée par l'arthrose et les tissus avoisinants comme les ligaments, les tendons ou les muscles qui sont sursollicités en compensation. Ils se contractent alors, intensifiant les douleurs. Un chiropracteur peut améliorer la mobilité et limiter la douleur en mobilisant les articulations affectées, en rééquilibrant le bassin et en ajustant la colonne vertébrale.

→ **L'hydrotomie percutanée** est à la croisée de la mésothérapie et de l'hydratation sous-cutanée. Cette méthode utilise l'eau comme véhicule de transport pour apporter des micronutriments dans l'extra- et l'intracellulaire afin d'hydrater, de nourrir et de livrer des apports thérapeutiques directement dans la zone à traiter. Cette pratique ancienne (répertoriée dans le Vidal dès 1934) n'est plus si courante aujourd'hui. L'hydrotomie percutanée est pourtant moins invasive que des infiltrations de corticoïdes et que les injections d'acide hyaluronique. Si vous souhaitez trouver un praticien (médecin ou infirmier) à proximité de chez vous, contactez L'Association internationale d'hydrotomie percutanée.

BILAN

Félicitations pour ces 4 semaines ! J'espère qu'elles vous ont permis de diminuer vos douleurs et vos raideurs et que vous avez retrouvé le mouvement et le moral. Et au-delà de votre arthrose, j'espère que ce Cahier vous a donné l'envie de prendre soin de vous.

Armez-vous d'optimisme. Il y a 10 ans, on m'a diagnostiqué une arthrose de stade 3 ; aujourd'hui elle est revenue au stade 1. Ce combat contre cette maladie a nourri un besoin viscéral de prendre soin des autres et de leurs articulations. Je suis devenue naturopathe, spécialisée dans les troubles ostéoarticulaires. J'ai ainsi rencontré plus de 4000 arthrosiques, entre mon cabinet de naturopathie, mes stages de jeûne et mes cures en Inde. J'ai également écrit deux autres livres sur l'arthrose qui m'ont permis d'échanger régulièrement avec des arthrosiques. Si cela a marché pour eux, cela peut fonctionner pour vous !

Si vous souhaitez aller plus loin, rejoignez « Mon Programme Naturo Anti-arthrose », un programme approfondi que j'ai crée pour vous, afin que puissiez aller plus loin et de façon autonome. Vous découvrirez une cinquantaine de protocoles détaillés et adaptés à la nature de votre arthrose, parmi ceux dont j'ai eu le plus de retours ces 10 dernières années, des astuces, des exercices et 150 recettes anti-arthrose, toutes testées et validées par des arthrosiques. Le lien est accessible via ce QR-Code :

POUR ALLER PLUS LOIN

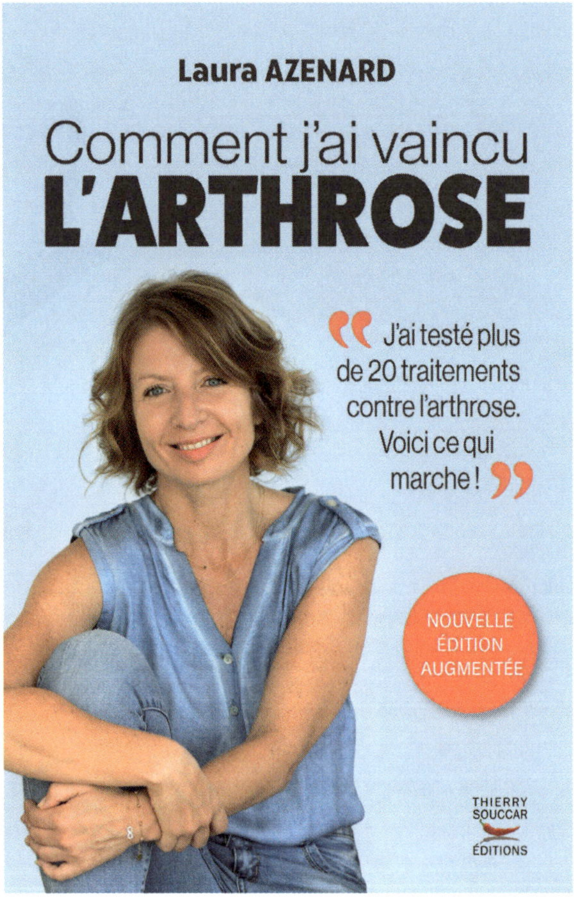

joint academy

Les Éditions Thierry Souccar tiennent à remercier Joint Academy,
site internet et application qui fournissent des programmes
créés par des kinésithérapeutes
pour soigner divers troubles articulaires.